河北省计划生育协会 策划出品

家庭健康促进工作系列读本

家庭健康指导员宣传服务指南

李增宁　刘宽芝　主编

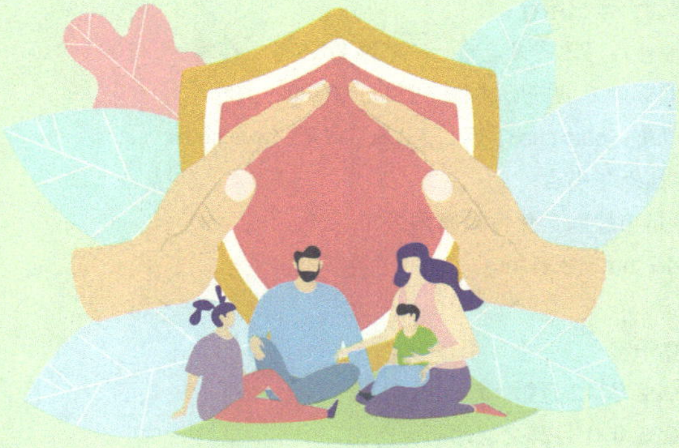

河北大学出版社
·保定·

家庭健康指导员宣传服务指南

JIATING JIANKANG ZHIDAOYUAN XUANCHUAN FUWU ZHINAN

出 版 人：刘相美
责任编辑：赵彩霞
装帧设计：杨艳霞
责任校对：姚萌萌
责任印制：常 凯

图书在版编目（CIP）数据

家庭健康指导员宣传服务指南 / 李增宁，刘宽芝主编．-- 保定 ：河北大学出版社，2022.12（2025.1 重印）
ISBN 978-7-5666-2117-7

Ⅰ．①家… Ⅱ．①李… ②刘… Ⅲ．①家庭保健－指南 Ⅳ．① R161-62

中国国家版本馆 CIP 数据核字（2023）第 013453 号

出版发行：河北大学出版社
地址：河北省保定市七一东路 2666 号 邮编：071000
电话：0312-5073019 0312-5073029
邮箱：hbdxcbs818@163.com 网址：www.hbdxcbs.com
经 销：全国新华书店
印 刷：涿州市般润文化传播有限公司
幅面尺寸：145 mm × 208 mm
印 张：3.5
字 数：70 千字
版 次：2022 年 12 月第 1 版
印 次：2025 年 1 月第 2 次印刷
书 号：ISBN 978-7-5666-2117-7
定 价：19.90 元
如发现印装质量问题，影响阅读，请与本社联系。
电话：0312-5073023

编委会

总 策 划 许钢柱 席 彪

主 任 许钢柱

副 主 任 郝 敏 于广大

委 员 张全军 秦丽霞 冯 真 郑君航

主 编 李增宁 刘宽芝

副 主 编 王 静 邱 轩 徐 谦 谢 颖

编写人员 卞春华 孔佩璇 田 津 邢会娜
阎红伶

前言

习近平总书记指出：“预防是最经济最有效的健康策略。”“没有全民健康，就没有全面小康。”河北省计划生育协会作为党和政府联系群众的桥梁纽带，始终把家庭健康促进工作摆在突出位置，筑牢网底、创建模式、服务基层，积极引导广大家庭树立健康生活理念，养成健康生活方式。

为贯彻落实习近平总书记对计划生育协会工作的重要指示精神，树立“大卫生、大健康”理念，进一步发挥计划生育协会作用，深入开展家庭健康促进行动，河北省计划生育协会组织相关领域专家编写了《家庭健康指导员宣传服务指南》。本书涵盖健康知识普及、居民认知与态度转变、健康行为指导、宣传效果评价等内容，有助于工作人员掌握家庭健康指导与服务工作场景的实用知识，增强健康宣传、服务、咨询、指导等方面技能，更好地为广大家庭提供健康服务。

为保证准确性与实用性，我们成立了编写委员会，负责文稿执笔撰写与内容把关审定。在此，谨向付出辛勤劳动的全体编写委员及编写人员致以崇高的敬意和衷心的感谢。

由于时间紧、内容多，疏漏在所难免，敬请广大读者谅解并指正。

河北省计划生育协会

2022 年 11 月

目　录

绪论

根据2021年数据统计，我国“三高”人群已超过3.5亿，超重、肥胖者超过2亿，这给家庭和社会带来了很大的经济负担，因此在全国开展家庭健康促进活动，宣传健康知识，引导广大群众树立健康理念，养成健康习惯，建设健康家居环境，形成健康生活方式，提升家庭健康素养水平至关重要。

“三高”是指高血压、高血脂和高血糖。“三高”是心脑血管病的罪魁祸首，严重危害现代人的健康。体重超标，有高血脂、高血压、糖尿病的家族史，长期精神高度紧张者，中老年人群是“三高”的高风险人群，即易患人群。

广大群众对“健康”的认知还不够全面，有些老年人认为胖就是健康，说明身体强壮；年轻人认为瘦就是健康，提倡骨感美，这些都不是正确的认知。国际卫生组织给健康的定义是：健康是指身体上、心理上和社会适应方面的良好状态。这意味着健康不仅仅是没有疾病。健康的生活不仅需要人们加强体育锻炼，搞好个人卫生，还要保持愉快的心情、积极向上的心态，同时还应当学会与人相处，维持良好的人际关系。

健康素养是指个人获取和理解基本健康信息和服务，并运用这些信息和服务做出正确决策，以维护和促进自身健康的能力。据国家卫生健康委员会官网消息，2021年全国城市居民健康素养水平为30.70%，农村居民健康素养水平为22.02%，很多人不能正确说出什么是高血压。因此，全民健康素养有待提升。

健康技能是指一个人管理健康危害因素，保护和促进自身健康所需要的技术、方法、策略、能力和素质。健康技能主要包括社会心理适应技能，健康危害因素管理能力，获取、理解和利用卫生信息及知识的能力，合理利用卫生服务的能力，养成健康生活方式的能力，安全避险能力6个方面：社会心理适应技能如协调人际关系的技巧、人际沟通技巧、缓解心理压力的技巧和挫折应对技巧等；健康危害因素管理能力如拒绝烟草和饮酒的技能、个人卫生管理能力、辨别有害食品的技能、环境卫生管理能力、不安全行为管理能力等；获取、理解和利用卫生信息及知识的能力如主动阅读健康知识读物、获取医学常识的技能、应用健康知识的能力；合理利用卫生服务的能力如按时为子女接种疫苗的意识、怀孕后主动接受产前检查的技能、利用医学教育网搜集整理健康信息与定期体检的意识、运用医学常识正确就医的能力等；健康生活方式的能力如合理膳食、平衡营养的技能、科学安排运动的技术、坚持有益健康的生活习惯的能力等；安全避险能力如自我保护技能、火灾逃生技巧、地震避险技巧、紧急状态下的自救互救技能等。

健康行为指人们为了增强体质和维持身心健康而进行的各种活动。

“共建共享、全民健康”是建设健康中国的战略主题。核心是以人民健康为中心，坚持以基层为重点，以改革创新为动力，预防为主，中西医并重，把健康融入所有政策，人民共建共享的卫生与健康工作方针，塑造自主自律健康行为，引导合理膳食，开展控烟限酒，促进心理健康，减少不安全行为和毒品危害。针对生活行为方式、生产生活环境及医疗卫生服务等健康影响因素，坚持政府主导与调动社会、个人的积极性相结合，推动人人参与、人人尽力、人人享有，落实预防为主，推行健康生活方式，减少疾病发生，强化早诊断、早治疗、早康复，卫生健康工作从“以治病为中心”转向“以人民健康为中心”，实现全民健康。

世界卫生组织研究显示，在影响健康的因素中，生物学因素（占15%）和卫生服务因素（占8%）只占很小的比例，而人的行为与生活方式（占60%）、环境因素（占17%）所占比重更高。我国居民健康知识知晓率偏低，吸烟、酗酒、缺乏锻炼、不合理膳食等不健康生活方式比较普遍，由此引起的疾病问题日益突出。普及健康生活，加强健康教育，提高全民健康素养。推进全民健康生活方式行动，强化家庭和高危个体健康生活方式指导及干预，开展健康体重、健康口腔、健康骨骼等专项行动。

家庭健康指导员是最贴近、最了解周边人群生活习惯和接受方式的人，能够发现周围人群的不健康生活习惯，能更具体、更方便地传达健康理念、医疗卫生常识，从而可以针对性地改善饮食结构不合理、睡眠质量差、情绪暴躁等情况。健康指导员随时可以在周围宣传健康知识，在群众心里树立“没有健康就没有小康”的理念，引领周围人逐步形成健康的生活方式。

家庭是社会的细胞，家庭健康是全民健康的基石，所以建立健全家庭健康服务体系，特别是抓住培养群众身边的家庭健康指导员这一环节，倡导每个家庭自觉践行健康生活方式，帮助众多家庭全方位、全周期健康服务，共建共享群众健康治理模式。

健康中国行动坚持“大卫生”“大健康”理念，聚焦影响人民健康的重大疾病及其影响因素，聚焦重点人群最突出的健康问题。预防为主是我国卫生与健康工作的一贯方针。健康中国行动从健康影响因素的广泛性和整体性出发，从源头预防和控制疾病。

第一章
家庭健康指导员应具备的素质与能力

家庭健康指导员主要承担传播健康理念，普及健康知识，倡导健康行为，传授健康技能，开展健康服务，提供生育咨询，组织群众性自助互助健康小组活动，指导群众建设健康家庭，培养家庭健康“明白人”，组织引导群众参与各种健康、促进主题活动，倡导文明健康、绿色环保生活方式，构建全方位、全周期的生育友好和家庭发展环境等任务，还要积极参与基层村居公共卫生委员会工作，争取担任健康中国行动宣讲员，因此，一名合格的家庭健康指导员应具备相应的基本素质和基本能力。

第一节　家庭健康指导员应具备的基本素质

家庭健康指导员应从职业道德、职业思想、职业行为习惯、职业技能等方面不断完善自己。

表 1-1　家庭健康指导员应具备的基本素质

职业道德	遵纪守法、爱岗敬业
	爱护群众、平等尊重
	勤奋好学、恪尽职守
	认真观察、合规操作
	文明礼貌、友善协作
职业思想	以人为本、保护隐私
	科学严谨、专业规范
	效率意识、团队意识、自律意识、学习意识
职业行为习惯	遵守行业的职业道德
	明确职业的岗位职责
	培养自我管理的能力
职业技能	技术相关技能
	人际关系技能
	解决问题的技能

第二节　家庭健康指导员应具备的基本能力

一、理论知识

家庭健康指导员首先应了解全民健康生活方式行动背景及目的，承担起家庭、单位、社区、学校等的健康教育、健康生活指导；其次，家庭健康指导员应具备综合性知识体系，不仅要掌握一定的医学知识，还应掌握熟悉信息、饮食、生活、环境、沟通、交流等知识。家庭健康指导员在工作中需要对社区群众开展健康评估，同时要对常见慢性非传染性疾病进行宣讲和干预，帮助群众早期预防和发现，教会群众如何维持和控制体重、血压、血糖和血脂等。

二、基本技能

（一）信息收集

家庭健康指导员一般是以社区村镇为单位开展工作。为了更好地开展健康教育工作，家庭健康指导员应掌握社区村镇人员的构成情况，如某社区村镇以老年人群居多，那么该社区村镇关注的健康焦点可能是高血压、高血糖、骨质疏松等常见老年病。另外，如居民的文化程度不高，在开展社区宣教的时候，家庭健康指导员应该注意语言表达口语化，尽量让受教育者能够听得懂。家庭健康指导员还应具备信息收集的能力，能够熟练掌握 Excel 等统计工具。

（二）制订计划

好的计划是成功的一半。在开展活动前，家庭健康指导员应考虑活动的方方面面，比如资金、场地、学员类型、教具、讲师人员等。为了达到教育的预期目标，建议制定相应的授课方案。

教案举例：糖尿病餐的制作

听众：糖尿病患者。

预期人数：10 人。

课程时长：80 分钟。

目标：使糖尿病患者能够知晓健康饮食，在家制作糖尿病餐。

目的：使用中国居民膳食指南，让糖尿病患者了解健康饮食；演示如何制作糖尿病餐。

学习成果：课程结束后，学员应能列举出膳食指南中的 5 类食物；能够制作糖尿病餐。

表 1-2 教学进度安排

时间	活动	资源
5 分钟	介绍、整理、课程计划、学习成果	文字/配套挂图
10 分钟	介绍中国居民膳食指南，并解释它的目的	海报
55 分钟	开始制作糖尿病餐：首先，按照食谱准备食材、称量食物重量；然后，开始制作，制作期间提醒患者注意油和盐的用量；制作完成后，让学员品尝	食材、厨具
5 分钟	根据学习成果总结要点	配套挂图
5 分钟	评价，学员完成表格	评价表格

（三）社区宣讲

家庭健康指导员一个很重要的职责就是要把“健康生活方式”广而告之，根据宣讲的主题和自身能力，家庭健康指导员可以设置不同层次的宣讲内容采用不同的宣讲方式。如可以采取讲座、发传单等方式向居民传递科学有效的健康信息，提高居民对健康知识的知晓率，促进健康行为的养成。

（四）组织能力

对于家庭健康指导员而言，协调能力是必需的，而且是其能否顺利开展工作的前提条件。只有具备了较强的协调能力，家庭健康指导员才能有效地安排各项工作，协调好工作的每个环节。因此，协调能力是顺利开展健康教育工作的必要条件。

家庭健康指导员可以定期召集一些社区居民围绕疾病、饮食、身体活动等各种健康相关问题开展小组活动。小组活动强调居民共同参与、讨论、小组长示范、互相支持等，充分调动参与者的热情，使小组活动更加顺利地开展。

表 1-3　小组活动举例：手卫生

活动目的	提高社区居民手卫生意识
活动主题	选择洗手，选择健康
活动时间	20××年 10 月 15 日
活动内容	发放相关宣传手册；邀请社区医疗卫生机构专业人员进行示范讲解；学员操作，讲师点评；学员满意度调查，讲师总结

（五）工作评估

评估是团体教育的重要组成部分，需要提前计划，并与学习目标和学习成果明确挂钩。评估包括过程评估和效果评估。过程评估就是评价工作过程中的一些实施情况，效果评估就是评价工作或开展活动后的效果。

（六）沟通技巧

有效沟通是家庭健康指导员的核心技能，因为家庭健康指导员承担着传播健康理念、普及健康知识、倡导健康行为、传授健康技能、开展健康服务、提供生育咨询等工作，需要与社区居民进行互动。良好的沟通能力需要通过有效的听、说、读、写获取信息，从而准确传达信息。家庭健康指导员应具备逻辑清晰、主次分明的沟通方式，从而准确、快速获取相关信息。此外，家庭健康指导员将每一位居民视为单独的个体，考虑居民的心理，让居民积极地参与到活动中，为自己设定适当的目标，全面高效进行评估和健康教育。沟通技巧可以通过练习不断提高。

第二章 如何开展减盐、减糖、减油健康促进活动

家庭健康指导员的工作重点是指导大众在日常生活中建立健康的生活方式。所谓生活方式，就是人的生活习惯，比如吃饭、喝水、活动、睡眠等，也包括情绪、人际交流，饮食习惯是其中的重要环节。

第一节　减盐活动的健康指导

一、开展减盐活动的目的

通过学习本章，家庭健康指导员应了解在居民中开展减盐活动的意义，知道对健康有影响的“盐”是什么，如何正确食盐，哪些食物是高盐食品、吃多少盐是有利健康的，如何正确指导居民科学合理食盐。

二、提高居民正确认识盐的4个关键内容

（一）正确认识盐

盐不仅是重要的调味品，也是维持人体正常生活不可缺少的物质。它调节人体内水分的均衡分布，维持细胞内外的渗透压，参与胃酸的形成，促使消化液的分泌，能增进食欲；同时，盐还保证胃蛋白酶作用所必需的酸碱度，维持机体内酸碱度的平衡和体液的正常循环。人不吃盐不行，吃盐过少会造成体内的含钠量过低，发生食欲不振、四肢无力、晕眩等现象；严重时还会出现厌食、恶心、呕吐、心率加速、脉搏细弱、肌肉痉挛、视力模糊、反射减弱等症状。但是，多吃盐也对人体有害无益。

（二）盐摄入过多对健康的影响

食盐摄入过多可使血压升高，发生心血管疾病的风险显著增加。另外，吃盐过多还可增加胃病、骨质疏松、肥胖、肾脏疾病的患病风险和加重糖尿病病情。

（三）正确食盐

《中国居民膳食指南（2022）》推荐健康成人每人每天食盐摄入量不超过5克（一个啤酒瓶盖平装一盖的盐量），2—3岁幼儿摄入量不超过2克，4—6岁幼儿不超过3克，7—10岁儿童不超过4克，65岁以上老人应不超过5克。

（四）正确读取食盐外包装的营养成分表

在超市购买食品时阅读营养成分表，尽可能购买钠盐含量较低的包装食品、罐装食品，选择标有“低盐”“少

盐”或“无盐”的食品。熟食肉类，或午餐肉、香肠，或罐头食品（如咸牛肉、火腿肉、卤蛋、咸蛋、牛肉干、鱼罐头）的钠盐含量很高，所以我们应选择新鲜的肉类、海鲜和蛋类，不选或少选那些添加了食盐的加工食品和罐头食品。

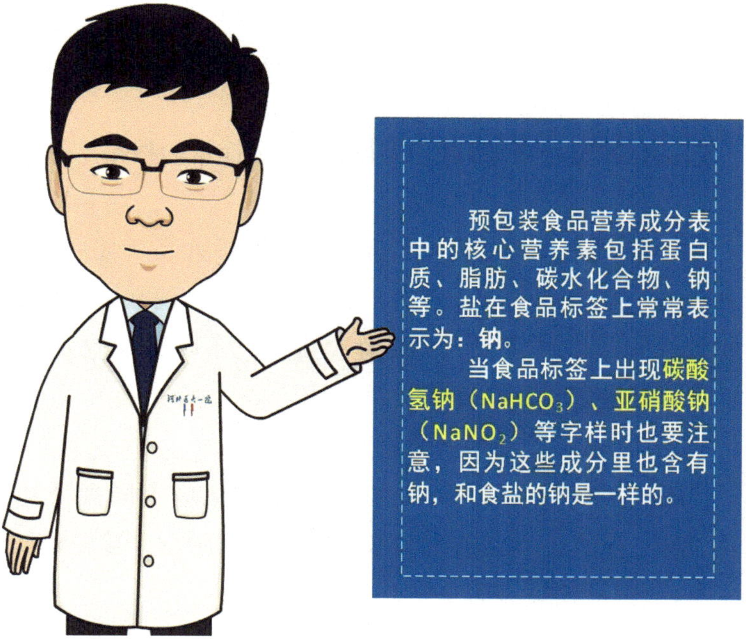
预包装食品营养成分表中的核心营养素包括蛋白质、脂肪、碳水化合物、钠等。盐在食品标签上常常表示为：钠。
当食品标签上出现碳酸氢钠（$NaHCO_3$）、亚硝酸钠（$NaNO_2$）等字样时也要注意，因为这些成分里也含有钠，和食盐的钠是一样的。

图 2-1　预包装食品中的核心营养素

三、教给居民正确食用盐的8个重要步骤

（一）正确使用定量盐勺

烹调食品时应少放盐，少放5%—10%并不影响菜的口味，建议使用定量盐勺控制放盐量。

（二）其他调味品代替食盐

尝试用辣椒、大蒜、醋和胡椒等为食物提味，也可用无盐混合调味料，减少对咸味的关注。

（三）少吃咸菜

少吃榨菜、咸菜和酱制食物，或选择低盐榨菜。

（四）少吃高盐包装食品

熟食肉类，或午餐肉、香肠，或罐头食品（如咸牛肉、火腿肉、卤蛋、咸蛋、牛肉干、鱼罐头）的钠盐含量很高，所以应选择新鲜的肉类、海鲜和蛋类，不吃或少吃那些添加了食盐的加工食品和罐头食品。

（五）逐渐减少钠盐的摄入量

减盐需要一步步来，让味蕾感受和适应不同食物的自然风味，这样，对咸味的需求会随着时间的推移逐渐降低。

（六）外出就餐时选择低盐食品

尽可能减少外出就餐，在外就餐时主动要求餐馆少放盐，如有可能，尽量选择低盐菜品。

（七）关注调味品

像酱油、蚝油、豆瓣酱、味精、鸡精、沙拉酱和调料包这类调味品的钠盐含量都很高。选择低钠盐、低盐酱油，

减少味精、鸡精、豆瓣酱用量，使用混合调味包时只放一点点，而不是将整包用完，这些都是健康的饮食习惯。

（八）选择正确炒菜放盐时间

菜肴九成熟时或出锅前再放盐，这样盐放得少而菜的口感不会淡。

四、持续实现控盐目标的 3 个坚持

（一）坚持宣传，不断强化认知和态度

改变长期养成的饮食习惯并不容易，减盐贵在坚持，且应循序渐进。很多人口味较重，认为“不多放盐就没有味，吃着不香”，不是一次简单的教育就可以改变他们的喜好的。减盐需要一步步进行，逐渐减少。家庭健康指导员可以定期对居民进行健康宣讲，比如每个月开一次讲堂，或在居民劳作过程中进行宣传，讲一讲减盐的好处，不减盐的危害，还可以利用随处可见的健康标语加强认知。

（二）坚持入户，实施经常性监督指导

经常到居民家中走访，看看每家厨房里、冰箱里、台面上摆放着的食物是否是高盐食品，指出哪些是高盐食物。对该家庭成员合理食用盐进行不同颜色的标注，红色表示严格控制，黄色表示适量控制，标注出高盐食物，并把这些清楚地告诉家庭的“主厨”“掌勺人”。在厨房或餐桌旁放置醒目的提示图片——“少盐”。健康指导员要对走访过的每个家庭和应该提醒的家庭成员的用盐情况进行记录，

以便在下一次入户指导时对照。

（三）坚持评比，开展减盐评估和激励

对每个家庭进食高盐食品的频次、数量进行统计，及时地教育指导，并定期随访，记录大家盐食用量的变化。按照本教材提供的健康指导效果评价量表对每个家庭进行评价，发现问题后进行有针对性的纠正。对减盐过程中表现突出的家庭给予适当的鼓励和奖励，推荐其给其他家庭示范讲课，甚至可以让他们参与到健康指导员团队，特别是要鼓励通过减盐出现明显效果的家庭给别人讲经说法，通过体检数据列出减盐效果图，以便宣传更具有信服力。

五、认识“藏起来”的盐

除了调味品、腌制品、熟肉制品外，还有一些方便食品（如方便面、速冻食品等）和零食（如五香瓜子、话梅、果脯、薯条等）里含有过多的不可见的盐，有些食品甚至尝起来根本不觉得咸，因此，我们要少吃这些藏盐的加工食品。

第二节　减糖活动的健康指导

一、开展减糖活动的目的

通过学习本节内容，家庭健康指导员应了解在居民中开展减糖活动的意义，知道对健康有影响的“糖”是什么，如何正确吃糖，吃哪些糖、吃多少糖是有利健康的，如何正确指导居民科学合理用糖。

二、提高居民正确认识糖的4个关键内容

（一）正确认识糖和糖的作用

“糖”是为我们身体提供主要能量的物质，占每天消耗能量的一半以上。简单来说，糖可以分为两类：一种是天然存在的，如米面里的淀粉、水果里的果糖等，可以给人体供能、提供营养，是不可缺少的；另一种是人工添加的，常用的白砂糖、绵白糖、红糖、黑糖、糖浆等都属于添加糖，危害大。减糖主要是减少添加糖。

（二）明白过量吃糖的危害

1. 过量吃糖会导致肥胖

提到吃糖，人们马上会联想到长胖，因为甜食的热量较高，一小块奶油蛋糕的热量可比一个大馒头要高出许多，多吃几口就会热量超标，多余的热量则转化成脂肪存储起来，“胖子”就这样产生了。都说“一口吃不成胖子”，但是每天多吃几口甜食，迟早会变成一个胖子。肥胖还会催生心脑血管疾病、癌症等慢性疾病。

2. 过量吃糖会导致龋齿

吃糖过多会导致龋齿（虫牙），这种事儿在儿童中更为多见。甜甜的食物残渣粘在牙齿上，细菌会快速繁殖，渐渐破坏我们的牙齿。我国中小学生龋齿患病率高达27.11%，而5岁儿童患病率高达50%以上，其罪魁祸首就

是糖。

3. 喝过多的含糖饮料有可能引发糖尿病

虽然“吃糖过多”和“得糖尿病”之间没有直接关系，但已有证据表明，喝过多的含糖饮料会使人更容易患糖尿病。

4. 过量吃糖会导致营养不良

富含添加糖的食物热量很高，但营养价值低，维生素、矿物质及膳食纤维的含量均很低。甜食吃多了势必影响其他食物的摄入，久而久之，将会导致维生素和微量元素的缺乏，成为一个“营养不良的胖子”。

5. 其他危害

进食过多糖类可能增加近视、骨质疏松的风险及儿童发生骨折的概率。

（三）正确识别糖类食品

很多人知道我们经常吃的主食——馒头、米饭含糖量较高，吃多了会长胖，于是严格控制主食量，却忽略了菜品、零食、饮料中的添加糖，但它们带来的热量并不少！家庭健康指导员不但要告诉居民哪些是含糖的食物，还应该深入到每个家庭中看看居民家的各种食物，一一指出每一种是否含糖，哪一种应该适当控制，必要时帮其列个清单或提供一个食物指导图，教会平时用糖多的家庭或个人记录每天的食用糖量。

1. 家常菜

多数人喜爱红烧肉、东坡肉、锅包肉、红烧鱼、鱼香肉丝、拔丝苹果等菜品，让我们看看它们在诱人的外表下面藏了多少糖？做一盘红烧鱼、鱼香肉丝需要用 30 g 糖（相当于十几块水果糖），而做一份红烧排骨或红烧肉需要用 75 g 糖（相当于二十几块水果糖）。

2. 调味品

白糖、红糖、冰糖这些厨房内常备糖类的含糖量显而易见，但是，不带“糖”字的其他调味品含糖量也不容小视。很多人做凉菜、热菜、饺子馅都喜欢来点蚝油，而蚝油的配料表里也有白砂糖。此外，甜面酱、老抽及很多酿造酱油也都是含糖的。上述含糖调味料应尽量少放。

果酱太甜，那么来点酸酸的番茄酱吧。其实，一小包番茄酱含 2 g 糖，如果一包薯条搭配 2 小包番茄酱，就相当于用薯条蘸了一勺糖来吃。此外，沙拉酱、千岛酱、蛋黄酱等也都是高糖酱料。日常生活中，居民应尽量不要选择高糖酱料。

3. 糕点类

自己做一次蛋糕或面包就会对其中加入的糖量有亲身体验，从而切实知道原来经常吃的面包、糕点是因为加入如此多的糖才好吃。糕点中除了面和油，还需一大把糖才能有那松软的口感和香喷喷的味道。即使是无糖糕点，因其精淀粉和油含量很高，也属于高热量食品，应该严格控制进食量。糖尿病患者或血脂高的病人需严格限制糕点食用量，其他老人可以适当食用糕点，尽量选择低糖或无糖糕点。但很多老年人的牙口不好，糕点对他们来说更容易咀嚼，不能因为其热量高就过度限制。

4. 零食类

酒足饭饱后，用于开胃的山楂片、话梅等食物也属于高糖食品。山楂片的含糖量高达 70%—80%，话梅的含糖量在 40%—50%之间，千万不要被这些吃起来不甜的含糖大户蒙蔽。薯条、虾片等膨化食品的含糖量和热量都很高，而且吸收快，少吃为妙。

5. 干货类

水果干的含糖量是很高的，除天然存在的果糖外，在干制过程中还会额外添加蔗糖。蔬菜干的含糖量较水果干低一些，蔬菜本身的含糖量很低，在干制过程中浓缩并不会造成含糖量的剧增，但是为了使蔬菜干酥脆可口，制作过程中还是会适当添加糖的。制作牛肉干需要加入大量的糖来保持肉的松软性，不然吃起来会很硬。坚果类富含蛋白质、矿物质及维生素，深受大家喜爱，适当食用坚果对身体有益，但尽量不要吃含糖量高的糖炒坚果、糖衣坚果、蜂蜜坚果等。

6. 奶制品

纯牛奶、低脂牛奶、脱脂牛奶中的含糖量是很低的，而酸奶是一个名副其实的含糖大户，100 g 酸奶中常含有 10 g 左右的糖，酸奶和水果一起吃时糖量更多。无糖酸奶一般不添加蔗糖，可适当喝一些。

7. 饮料类

含糖饮料一般含 10%左右的糖，有的可高达 13%。一瓶 500 mL 的可乐约含有 50 g 糖，喝掉它就相当于吃了一个馒头。果汁的含糖量也高得吓人，除了水果本身所含的糖分，为了好喝，果汁在制作过程中常常额外添加糖。一般果汁的含糖量约 10%，浓缩果汁含糖量更高。乳饮料的含糖量高达 15%，而其他的营养成分很低，应尽量少喝，尤其是儿童。

8. 米糊类

为了好喝，将谷物磨碎制作的米糊及各类速冲的黑芝麻糊、核桃粉、藕粉等，在制作过程中也会加入大量糖类；为了延长保质期，还会加入大量添加剂。所以，自己买新鲜食材制作美食才能看到“人间烟火气”，减少米糊等冲泡，走上稳稳“减糖”路。

（四）消除食糖的误区

1. 味觉可能欺骗你

含糖量不能单靠味道去评估，它有时与甜度并不一致。酸掉牙的山楂含糖量高达 23%，甘甜的西瓜含糖量仅 4%。通过下面的表格，我们可清晰地看出：蔬菜（尤其是绿叶蔬菜）的含糖量低，米面等含糖量高。日常生活中，居民应搭配食用各种食物，适当多吃蔬菜。

表 2-1　食物的含糖量

含糖量	食物名称
1%	紫菜、生菜、牛油果、平菇、香菇
2%	芹菜、菠菜、白菜、小青菜、西红柿、冬瓜、黄瓜

续表

含糖量	食物名称
3%	大白菜、青菜心、韭黄、豌豆苗、茄子、酸菜、豆腐
4%	油菜、韭菜、春笋、茭白、花菜、空心菜、扁豆
5%	小葱、青蒜、辣椒、丝瓜、韭菜花
6%	白萝卜、冬笋、豆腐干、枇杷、草莓、甜瓜、蓝莓
7%—8%	香菜、毛豆、黄胡萝卜、红胡萝卜、葱头、樱桃、柠檬
9%—10%	蒜苗、杏、葡萄、柚子、桃、菠萝、豆腐皮
11%—12%	柿子、沙果、橘子、梨、橄榄、豌豆、无花果、猕猴桃
14%—17%	荔枝、山药、苹果、石榴
18%—30%	香蕉、甘蔗、哈密瓜、鲜玉米、山楂
50%—60%	切面、烙饼、油饼、巧克力、柿饼
70%—80%	米、面、玉米面
85%	粉条、粉丝

2. 减糖不是无糖

减糖行动进行中，我们全力以赴，但是也不能将糖“妖魔化”，“谈糖色变”完全没有必要。我们减的是添加糖，而不是以多糖形式存在的主食类碳水化合物的糖。我们人体所需要的能量大部分还是靠着淀粉等糖类来供给，馒头、米饭、面条、烙饼等都含糖，我们不但要吃，还要保证主食的摄入量，不能过分推崇无糖饮食。

减少添加糖的过程应循序渐进，对于酷爱甜食的人来说，如偶尔抵制不住诱惑，吃一块巧克力或者一块芝士蛋糕，也无须过分自责。低糖饮食，坚持就可以实现，坚持就可以适应。

三、居民正确食用糖的5个重要步骤

（一）减少高糖食物的摄入频率和单次摄入量

为达到一定的甜度，提高食物的口味，一些食品在加工过程中会添加很多糖，如糕点、面包、饼干、糖果、巧克力、冰淇淋等，应减少高糖食物的摄入次数和每次的摄入量。购买时，尽量选用小包装的食品，这样可以从一定程度上减少每次所吃的高糖食物量。

（二）兼顾营养和饱腹感

尽量用坚果、牛奶等健康的零食代替高糖零食。在特别想吃甜食的时候，应该选择水果、低脂巧克力、含糖量较少的酸奶等相对健康的食物，尽量不吃糖果、奶油蛋糕等。

保证每天主食、副食、蔬菜、水果一起吃，多吃些粗粮、蔬菜等，增加饱腹感，避免两餐间和夜间因饥饿而吃甜食。

（三）点餐、做饭过程中的减糖技巧

糖醋排骨、锅包肉、红烧肉、鱼香肉丝、拔丝苹果等菜品在制作过程中加入了大量的糖。外出就餐时，尽量不点此类菜品，多点一些蔬菜。

自己在家做菜时可用葱、姜、蒜、辣椒、芥末、胡椒、醋等调味，少加糖和盐；少用番茄酱、巧克力酱、沙拉酱等高糖调味品；可以用蜂蜜、枣、红薯、南瓜、胡萝卜等有甜味的食材代替添加糖。家中可配备小型食品秤、带刻度的杯子和勺等，精确控制每天所吃的糖。

（四）吃水果、喝饮料的减糖妙法

每日摄入水果要适量，并选择含糖量较低的新鲜水果，水果不要打成果汁或压成果泥，尽量不吃水果干、水果罐头。

在我国，饮食中42.1%的糖来自于含糖饮料和乳饮料。补充人体水分的最佳饮料为白开水，应少喝含糖饮料，可以适当选择无糖饮料。喝茶、咖啡时尽量不放或者少放糖，可加入适量牛奶调味。

（五）代糖的使用

日常生活中，通过减少糖的使用，可降低味蕾对糖的依赖和渴望。但有些人对甜味依旧情有独钟，这时代糖出场了。代糖就是用来取代糖的人工合成物，也有些代糖是从草本植物或糖本身衍生出来的。代糖会让美味与健康同行，从而减少入胃的糖类，但不减少舌尖上的美味。

代糖有很多种类，根据其是否产生热量，可分为营养性的甜味剂与非营养性的甜味剂两大类。营养性的甜味剂可产生热量，主要指各种糖醇，常见的有山梨糖醇、麦芽糖醇、木糖醇，其甜度低于蔗糖或与蔗糖相近，广泛应用于口香糖、面包、糕点中；非营养性的甜味剂几乎不产生热量，目前批准使用的有阿斯巴甜、甜菊糖、糖精、三氯蔗糖等，其甜度可达到蔗糖的数百甚至数千倍，已经广泛运用于碳酸饮料、蛋糕、面包、糖浆、果酱、乳制品等食品中。

代糖也应小心应用，过多食用阿斯巴甜、安赛蜜可能增加患癌风险，过多食用糖醇可能导致腹泻。国家食品监督管理部门对甜味剂有严格的标准。

四、持续实现控糖目标的 3 个坚持

（一）坚持宣传，不断强化认知和态度

减糖贵在坚持。改变长期养成的饮食习惯并不容易。很多人都喜爱甜食，并不是一次简单的教育就能改变他们的喜好；很多人认为糕点是“营养品”，送亲访友经常作为礼物带上一盒，这种习惯也不是一天两天可以改变的。家庭健康指导员可以定期对居民进行教育，比如每个月开一次小会，讲一讲减糖的好处，发一些减糖宣传单，悬挂减糖条幅或是张贴减糖标语。

（二）坚持入户，实施经常性监督指导

经常到居民家中走访，看看每家厨房里、冰箱里、台面上摆放着的食物和食品添加剂都有什么，指出哪些是高糖食物，哪些是含有添加糖的，必要时为他们提供一张合理的饮食建议图表。仔细询问居民经常吃什么饭食、吃哪些零食，对该家庭成员以后合理食用糖进行不同颜色的标注，红色表示严格控制，黄色表示适量控制，标注出高糖食物，并且把这些清楚地告诉家庭的“主厨”“掌勺人”。

家庭健康指导员要对走访过的每个家庭和应该提醒的家庭成员的用糖情况进行记录，以便在下一次入户指导时对照。

（三）坚持评比，开展减糖评估和激励

对每个家庭进食高糖食品的频次、饮用含糖饮料的量进行统计，进行及时的教育指导，并定期随访，记录大家添加糖食用量的变化。按照本教材提供的健康指导效果评价量表对每个家庭进行评价，发现问题后进行有针对性的纠正。对减糖过程中表现突出的家庭给予适当的鼓励和奖励，推荐其给其他家庭示范讲课，甚至还可以让他们参与到健康指导员团队，特别是对通过减糖出现明显效果的家庭，要鼓励其给别人讲经说法，如果愿意，可以分配一些任务或让其包联几个家庭，从而不断壮大家庭健康指导员队伍。

五、糖的知识拓展

（一）糖的功能

1. 提供能量

人体所需的大部分能量由糖类供给，大脑思考、心脏跳动及日常活动消耗的能量大部分都是由糖来提供的，维持体温的热量大部分也是由糖类转化来的。

2. 结构构成

糖是人体组织结构的重要组成成分，人体内的很多组织都跟糖有着直接或间接的关系。

（二）糖在人体的代谢

我们吃的含糖食物大部分都会转化成葡萄糖被吸收，因此，血液中的糖绝大多数都是葡萄糖。葡萄糖通过代谢为人体提供能量，也可以暂时贮存于肝脏和肌肉中，以备需要的时候分解利用。当吃的糖类物质过多时，糖可以转化为脂肪等非糖物质。因此，吃过多的糖会长出一身肥肉。

（三）糖是如何引起疾病的

过多吃糖会通过多种途径导致疾病的发生，最直接的后果是导致肥胖，进而导致糖尿病、脂肪肝、高脂血症、痛风、冠心病等多种慢性疾病的发生。

（四）学会看食品标签

我们在购买食品时应学会看配料表，如有白砂糖、蔗糖、果葡糖浆、麦芽糖、浓缩果汁、葡萄糖等，说明该食物在制作过程中额外添加了糖。在食物配料表中的位置越靠前，其含量就越高。“无或不含糖”的标准是不高于0.5 g/100 g（mL）。学会看食品标签才能发现并避免食用隐形糖。

（五）减糖从娃娃抓起

制作婴幼儿辅食的过程中应避免添加糖，婴幼儿应以饮用白开水为主，如喝果汁务必选择鲜榨果汁，避免额外添加糖。让孩子从小适应食材的原味，从小培养孩子低糖、低盐、低油的清淡饮食习惯。在我国，青少年含糖饮料消费率在25%—30%之间，明显高于成人。《健康口腔行动方案（2019—2025 年）》指出，中小学校及托幼机构要限制销售高糖饮料和零食，食堂也要减少含糖饮料和高糖食品供应。

教案举例：唐晓晓的减糖之旅

大王村的家庭健康指导员王大妈在对全体居民进行健康指导的过程中注意到了胖女孩唐晓晓（外号“胖小糖”）。因为胖，她经常被人嘲笑，慢慢变得自卑。自卑的晓晓郁郁寡欢，为了消除坏心情，蛋糕、糖果、巧克力等甜食成了生活必备，她也因此变得越来越胖。不幸的是，年仅 20 岁的晓晓查出了高血糖、高血脂、脂肪肝。她深感困惑，年纪轻轻居然被多种疾病缠身。让我们一起看看王大妈如何帮助“胖小糖”变成“美小唐”吧。

大家好，我是王大妈，看到唐晓晓一身病，我很心疼这个小丫头，我和她说：“孩子，减肥吧，瘦了病就好了。减肥虽然难，但只要坚持，就一定能成功。减肥首先要减糖。”

第一条：拒绝蛋糕、糖果、巧克力。

这些甜食的含糖量高得吓人。不要去蛋糕店、糖果店和巧克力橱窗。眼睛看不到，心里也就不想了。实在想吃了，就买一小块儿无糖黑巧克力。

第二条：少吃高糖菜品。

锅包肉、糖醋排骨和红烧鱼……肉的香味混合了糖的甜味，可以给人极大的满足感。可是吃一盘就相当于吃一把水果糖啊。为了健康，到饭店不点这些高糖菜品，在家也尽量不做这些。即使餐桌上有，最多尝一两口，不能一直吃到撑。

第三条：不喝含糖饮料。

跟可乐连同其他全部含糖饮料彻底说再见。每天喝一瓶“肥宅快乐水”——可乐，相当于每天多吃一个大馒头。实在是馋了，偶尔买一瓶无糖零卡的饮料，安抚一下被甜食“保养”了多年的胃，让它慢慢适应低糖生活。

第四条：调整饮食结构。

了解各类食物的含糖量，调整饮食结构，多吃蔬菜和粗粮，少吃一些肉和精粮，选择含糖量低的水果。尽量不加餐，告别小零食和夜宵。

第五条：准备两个秤。

一个厨房用的小电子秤用来称食物和调味品的重量，对饭量了如指掌；一个体重秤用来观察体重变化，这个数字不断变小，可以带来坚持下去的勇气和毅力。

督促一：

我隔三岔五会到晓晓家检查厨房和零食柜，发现她家里存了好多番茄酱、山楂糕、酸奶。其实这些酸酸的食物含糖很多，还会刺激食欲。我教给晓晓看配料表，让她主动去发现隐形糖。我扔掉了她冰箱里面的巧克力、奶糖……看着她那心疼的小眼神，我丝毫没有心软，因为我知道瘦下来以后她会感激我的。

督促二：

社区经常举办减糖、科学饮食类小讲座，每次我都叫晓晓去听，不断强化她的认知。我还经常给晓晓发相关的宣传单、微信链接、抖音小视频，交给她各种减糖小技巧。

督促三：

我要求晓晓每周给我发微信汇报一周内喝了多少饮料，吃了多少甜食。坚持得好我会鼓励她，坚持得不好我就严厉地批评她，找出她没有坚持好的原因，帮助她改掉不良习惯，陪伴她走过艰难的减肥路。

经过一年的减糖之旅，晓晓体重下降了10公斤，“胖小糖”现在变成了“美小唐”。我也从中总结出了减糖小窍门：

减糖之旅艰难，减肥结果喜人。

低糖饮食寡淡，坚持促进康健。

坚持“三少”：少吃零食，少喝饮料，少吃含糖菜品。

保持“四多”：多喝白开水，多吃绿叶菜，多称食物分量，多称自身重量。

第三节　减油活动的健康指导

一、开展减油活动的目的

通过学习本节内容，家庭健康指导员应了解在居民中开展减油活动的意义，知道对健康有影响的“油”是什么，如何正确用油，摄入过量油的危害、吃多少油是有利健康的，应该如何正确指导居民科学、合理用油。

二、提高居民正确认识油的4个关键内容

（一）正确认识油的作用

食物油有很多用处，膳食中的食用油除了为我们身体提供热量，还为我们身体提供必需的脂肪酸。

油包括动物油和植物油。动物油，俗称“荤油”“大油”，通常是指猪油、牛油、羊油等；植物油，俗称“素油”，是指从植物的果实、种子、胚芽中得到的油脂，如花生油、大豆油、菜籽油、芝麻油、玉米油、橄榄油、亚麻籽油等。

（二）明白油摄入过量的危害

油摄入过量会使体重增加，引起肥胖。肥胖是导致“三高”的主要原因，还会增加骨关节（如腰椎、膝关节）的负担，进而引起或加重腰腿疼痛。

油摄入过量会增加动脉粥样硬化的风险，严重时形成血栓，引起冠心病、脑卒中，导致心绞痛或者心肌梗死，甚至发生猝死。

油摄入过量会增加胆汁和胰液的分泌，诱发胆囊炎和胰腺炎；还可能导致脂肪在肝脏的堆积，形成脂肪肝，严重时会发展为肝硬化，甚至肝癌。有些癌症，如结肠癌、乳腺癌、前列腺癌等，也与吃油过多有一定关系。

油摄入过量会影响青少年的生长发育。为了孩子的健康，家长应指导孩子从小养成清淡饮食的好习惯。

（三）正确识别高油类食品

日常饮食中的油条、油泼面、葱油饼、汉堡、比萨、油炸方便面、烤串等含油脂率与脂肪率都偏高。坚果类的高油脂率容易被人忽视，坚果仁大都是可以榨出食用油的，例如花生、核桃等，可见油脂率之高。在超市购买食品时阅读营养成分表，选择含油脂低、不含反式脂肪酸的食物是非常重要的。

（四）正确食油

《中国居民膳食指南（2022）》推荐健康成人每人每天烹调用油量不超过 30 g。

表 2-2　中国营养学会推荐的烹调油食量

人群	年龄（岁）	每人每天食用油摄入量（g）
幼儿	2—3	10—20
幼儿	4—6	20—25
儿童青少年	7—10	20—25
儿童青少年	11—17	25—30
成人	18 岁以上	25—30

注：烹调油 25 g 相当于半两。

三、居民减油的 7 个重要步骤

（一）选择有利于健康的烹调方法

烹调食物时尽可能选择不用油或用很少油的烹调方法，如蒸、煮、炖、焖、水熘、拌、急火快炒等。

（二）用煎代替炸

用煎的方法代替炸可减少烹调油的摄入。

（三）使用控油壶，减少油摄入

把全家每天应该食用的烹调油倒入控油壶，炒菜时从控油壶中取用。坚持家庭定量用油，控制总量。

（四）少吃油炸食品

少吃或不吃油炸食品（如炸鸡腿、炸薯条、炸鸡翅、油条、油饼等），在外就餐时少点油炸类菜品。

（五）尽量不用猪油、牛油等动物性脂肪做饭

动物性脂肪主要含有饱和脂肪酸，长期食用会增加慢性疾病发病风险。

（六）吃多种植物油

不同植物油的营养特点不同，应经常更换烹调油的种类，使用多种植物油。

（七）不喝菜汤

由于一部分炒菜的油会留在菜汤里，所以不要喝菜汤。

四、持续实现减油目标的3个坚持

（一）坚持宣传，不断强化认知和态度

减油是循序渐进的过程。改变长期养成的饮食习惯首先需要真正认识到危害，然后付诸行动，这一过程需要一定时间，逐渐完成。很多人都喜爱“香喷喷”，很多人认为多放油做菜香，这种习惯不是一天两天可以改变的。作为家庭健康指导员，我们可以定期对居民进行健康知识宣讲，发放一些减油宣传单，悬挂减油条幅或张贴减油标语。

（二）坚持入户，实施经常性监督指导

经常到居民家中走访，看看每家厨房里、冰箱里、台面上摆放着的是植物油、动物油，还是黄油。仔细询问居民经常吃什么油，吃多少。家庭健康指导员要对走访过的每个家庭和应该提醒的家庭成员的用油数量和种类进行记录，以便在下次入户指导时对照。

（三）坚持评比，开展减油评估和激励

对每个家庭进食高油脂食品的频次、数量进行统计，及时教育指导，并定期随访，记录大家食用量的变化，发现问题后进行有针对性的纠正。对减油后出现明显效果的家庭，家庭健康指导员要鼓励其给别人讲经说法，从而不断壮大健康宣讲队伍。

五、食用油的知识拓展

植物油和动物油的主要成分是脂肪酸的甘油酯，所以又称“脂油（脂肪油）”。脂肪酸分为饱和脂肪酸、单不饱和脂肪酸和多不饱和脂肪酸。富含单不饱和脂肪酸和多不饱和脂肪酸组成的脂肪在室温下呈液态，大多为植物油，如花生油、玉米油、豆油、坚果油（即阿甘油）、菜籽油等；以饱和脂肪酸为主组成的脂肪在室温下呈固态，多为动物脂肪，如牛油、羊油、猪油等。但也有例外，如深海鱼油虽然是动物脂肪，但它富含欧米伽 3 多不饱和脂肪酸。饱和脂肪酸属于坏的脂肪，对健康有害，长期食用会增加慢性病的发病率，如心脑血管疾病等。不饱和脂肪酸分为单不饱和脂肪酸和多不饱和脂肪酸，单不饱和脂肪酸是最好的脂肪酸，而多不饱和脂肪酸对身体有利又有害。

第三章 如何开展高血压和糖尿病的健康指导

第一节 高血压的健康指导

一、开展高血压健康指导活动的目的和方法

我国每20个人中约6个人患有高血压，其中仅3个人知道自己的病情，2—3个人接受了治疗，只有1个人的病情得到了有效控制。长期高血压会造成心脏、大脑、眼睛、肾脏等多个器官损伤，可引起冠心病、心衰、脑梗死、脑出血、失明、肾衰等严重后果。家庭健康指导员可通过宣传教育、入户督促、家庭共管等方式进行高血压健康指导，帮助高血压病人控制血压，同时帮助高风险人群预防高血压，督促未诊断的病人早诊断早治疗，进而减少因长期高血压造成的严重器官损害甚至死亡。

二、开展高血压健康促进活动的基本路径

在对高血压患者进行相关健康指导前，家庭健康指导员首先要确定需管理的人数。管理过程中，针对不同的人群采取不同的策略，多种管理方法同时进行，以达到高效管理和指导的目标。

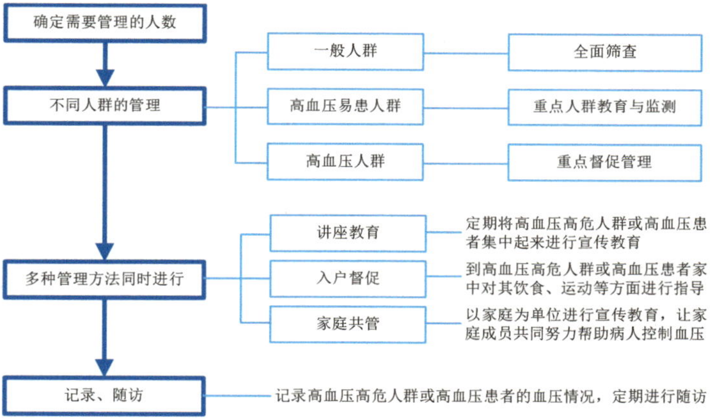

图 3-1　高血压管理流程

三、提高高血压病人和高风险人员的 3 项认知水平

（一）什么人会出现血压高

高血压并不是老年人的“专利”，其年轻化趋势日益明显。父母患有高血压，其子女患高血压的概率会增大；生活压力过大，生活节奏加快，会导致血管收缩，血压增高；

经常熬夜、吃垃圾食品、抽烟酗酒等不良生活方式也会导致高血压；肥胖、血糖高的人也更容易出现高血压。有这些情况的人都要特别注意自己的血压。

（二）什么时候容易血压高

对大多数人来说，白天血压较高（尤其上午6—10点），夜间入睡后血压下降，也有少数人会出现夜间血压升高或者某个不定的时间血压高。

（三）没症状不代表血压正常

有些高血压患者可能症状并不明显，甚至血压升高到180—200 mmHg时仍然没有任何症状，体检时才被发现。就好像有的人坐着飞机去西藏，到达机场就开始出现恶心、呕吐等高原反应；而有的人坐着火车去西藏，便没有出现上述症状。这是因为后者历经30多个小时慢慢到达高原，逐渐适应了海拔变化。没有出现高原反应并不代表没有到达高原地区。

四、教会高血压病人和高风险人员4项基本技能

（一）及时测量血压

当出现头疼、头晕、心慌、眼花、耳鸣、胸闷、气短、乏力、恶心、烦躁等表现时，应及时测量血压。父母或兄弟姐妹患有高血压的人、肥胖的人、糖尿病患者等特殊人群即使没有任何症状，也应经常监测血压。

（二）正确测量血压

防治高血压，首先要学会测量血压。测血压时要注意

以下几点：测量前静坐休息 5 分钟，不喝浓茶、咖啡，不吸烟；测量过程中应坐在椅子上或平躺在床上，保持安静，不说话，不乱动；袖带捆绑位置与胸前区大致在同一个水平线；家庭中测血压，选用水银血压计最好，也可选择质量可靠的臂式电子血压计。

（三）正确判读血压

高血压以动脉血压增高为主要特征，一般指高压大于等于 140 mmHg 或低压大于等于 90 mmHg。当血压持续高于 130/80 mmHg 时，就应该引起重视。一次测量血压偏高，不要过分紧张。血压受影响因素较多，可以休息 10 分钟，再复测一次。如果血压持续偏高，应及时就医。

（四）持续监测血压

血压监测是一个持续的过程，坚持才是胜利。只有持续的监测血压，才能及时调整药物，保证血压控制达标。血压监测就像小朋友写字的田字格，没有格却要求小朋友写整齐是很难做到的，没有血压监测的数值还想把血压控制好同样困难。血压持续过高或波动较大时，应每天监测血压 2—3 次；血压控制平稳时，每周至少监测 1 天（2—3 次）血压。

五、培养高血压患者健康生活习惯的 5 个关键环节

（一）坚持低盐饮食，调整饮食结构

饮食不能过咸。烹饪时减少盐、酱油、蚝油的用量，不吃或少吃咸菜、咸鸭蛋、腐乳、火腿、腌制品等含盐较

多的食品。每人每天盐的总摄入量要控制在 5 g 以下。适当多吃一些新鲜蔬菜、水果等富含钾的食品。多吃粗粮、低脂牛奶、大豆，适当吃一些坚果、鱼虾，少吃红肉、动物内脏等。

（二）控制体重

通过减少进食量、增加运动量等多种方式减肥，使体重达到正常范围。标准体重如何计算呢？介绍一个简单的方法：身高厘米数－105。如果一个人身高 160 cm，那么其标准体重为 160－105＝55 kg。

（三）戒烟，限制饮酒

吸烟就相当于燃烧生命。吸烟有害健康，戒烟刻不容缓。戒烟虽然不能降低血压，但是可以明显减少心脑血管疾病的发生。家庭健康指导员应详细询问每个患者吸烟的数量和频次，督促其逐渐减少吸烟量；对戒烟成功的人也要经常监督和提醒，避免复吸。

建议高血压患者不饮酒，至少不饮用高度酒。严格限制每日饮用量：啤酒最多半瓶，红酒最多小半杯，白酒最多 50 mL。

（四）增加运动量

坚持运动可以降低血压，降低心血管疾病的发生风险。建议高血压患者除了日常活动外，每周坚持运动 4—7 天，每天至少 30 分钟。血压过高的患者运动前需要专业医生进行评估和指导。

（五）减轻精神压力

精神紧张会导致血压升高。在日常工作和生活中，应注意调整自己的情绪，保持乐观放松的状态，切勿过度紧张。如果无法舒缓自己紧张压抑的情绪，建议及时就医。

六、服用降压药物的 6 个关键点

（一）早诊早治获益多

有的患者发现血压升高后不愿意吃药，担心过早用药会产生依赖，病情加重后无药可用，也有些患者担心降压药物的副作用。虽然药物可能有副作用，但是高血压本身对人体的损伤更重。权衡利弊，应尽早治疗。

老李：我去年测着血压有点高，我没吃药。可不能随便吃药，我听说降压药吃上就停不了了。

老王：那我也不吃降压药了，靠着药过一辈子还成？

图 3-2　高血压用药误区 1

（二）买药吃药不盲从

降压药物种类很多，不同的人可能需要服用不同的降压药物。如发现血压升高，应请医生评估病情后选择适合自己的药物。决不能看亲戚朋友吃什么药就吃什么药，这样容易导致血压大幅度下降出现危险或是血压持续不降损害心脏、肾脏等器官。

老张：我血压高吃了点“降压0号”，又便宜又管用，
一下子就降下来了。
老王：那我也赶紧买点去。
老张：我儿子给我买了十几盒，给你一盒算了，别买了。
老王：那我就不客气了。

图 3-3 高血压用药误区 2

（三）坚持用药效果佳

服用降压药物要坚持，不能三天打鱼两天晒网。如果血压高了就吃药，血压不高就不吃药，这样会导致血压波动大，对身体损害更大。

老李：我原来每次头疼，一测准是血压高了，我就吃片
降压药，吃完就不疼了。现在我都有经验了，头
疼了也不测血压，直接吃片降压药头疼就能好。
老张：我也是，咱都是老病人了，啥时候血压高自己都
知道。血压高了就吃药，不高咱就不吃药。

图 3-4 高血压用药误区 3

（四）血压正常不停药

很多患者服用降压药后血压达到了正常，这是药物正在起作用而不是高血压被治愈了。这时候是万万不可停药

的，否则药物作用消失，血压很快就会升高。

老黄：听说你血压高，你吃降压药了吗？
老张：吃了，吃了一个月就降下来了，我早就停了药了。
老黄：现在血压还高吗？
老张：治好了我就不测了。

图 3-5 高血压用药误区 4

（五）停药换药需谨慎

如果出现血压偏低或者持续偏高的情况，不要自行停药或是换药，应及时寻求医生的帮助。有的患者就医当天不吃药，觉得这样才能体现真实的血压情况，这是不正确的。

老王：我吃上降压药血压就低，停了药血压就高，真是没法儿了。
老李：那你得去医院看看啊，我听说降压药好多种呢，换一种可能就控制好了。要不明天咱俩一块儿去医院吧，我最近血压也老是高。
老王：行，明天咱俩一块儿去县医院。
老李：明天咱俩别吃饭也别吃药，早点走，到医院测测血压抽个血，好好查查。

图 3-6 高血压用药误区 5

按时用药情况下的血压才能反映药物的疗效，更好地评估是否需要换药或是停药。

（六）缓慢降压求平稳

很多降压药物连续服用几天或是 1 周才能达到预期效果，不能操之过急。一般情况下，应缓慢平稳地降低血压，并非降压越快越好，否则可能诱发脑梗死。

老刘：我上午去医院开了点降压药，吃了俩小时了，血压还是高。

老张：你看的这个大夫水平不行啊，我上个月血压高，王医生给我拿了点药，半小时血压就正常了。

图 3-7　高血压用药误区 6

教案举例：老高的降压之旅

大王村有位老大爷，大家都叫他“老高”，老高的血压就像他的名字一样“老高”了。家庭健康指导员王大妈半年前对全体村民进行血压监测时发现老高的血压达到了“全村之最”——188/126 mmHg。让我们一起看看王大妈是如何帮助老高，让他的血压不再高的。

大家好，我是王大妈，我看到老高的血压如此之高，真是很担心，我告诉他：“老高，是时候注意一下自己的身体健康了，高血压并不可怕，只要你改变不好的生活习惯，科学应用降压药，血压就会控制在一个健康的水平。”

督促一：低盐饮食，营养均衡。

老高吃东西口味重，炒菜放盐多，而且顿顿饭不离咸菜。此外，老高爱吃猪头肉、香肠、鱼罐头等腌制食品。我告诉老高，低盐饮食是降压治疗的第一步，戒掉咸菜、咸鸭蛋等，炒菜炖菜时低油少盐，少吃腌制和熏制食品。酱油、蚝油等调味品含盐量较高，做饭时也要注意少放。我经常去他家检查他的盐罐内盐量的减少速度。在我的督促下，他家从每月吃掉3袋盐减少到了每月1袋。此外，我告诉他应调整饮食结构，适当多吃一些新鲜蔬菜、水果等富含钾的食品。多吃粗粮、低脂牛奶、大豆，适当吃一些坚果、鱼虾，少吃红肉、动物内脏等。

督促二：严格戒烟，限制饮酒。

老高平时应酬较多，经常喝大酒，平时工作压力大的时候也会自己喝上两杯，吸烟量高达1天1包。我告诉老高，要想控制好血压，必须严格戒烟，少饮酒。戒烟需要循序渐进，先制定一个小目标，3天一包，逐渐减量，两个月左右完全戒掉。为了避免复吸，尽量避免与吸烟的人聚集，不吸二手烟，同时我还将老高家里的打火机和剩余香烟全部扔掉。在我的督促下，老高吸烟量逐渐减少，最终完全戒掉。此外，我建议他酒也要少喝。首先是不喝大酒，不喝高度酒，每周可以饮酒1—2次，每次啤酒一听或多半瓶，红酒最多小半杯，白酒最多50 mL。我会时常向老高的爱人询问老高最近的饮酒次数和饮酒量，坚持得好我会鼓励他，坚持不好会严厉地批评他。

督促三：作息规律，舒缓压力。

早睡不熬夜，可以通过运动的方式缓解心理压力，我建议他除了日常生活的活动外，每周坚持运动4—7天，每天至少30分钟。此外，在日常工作和生活中，应注意调整自己的情绪，保持乐观放松的心态。

督促四：尽早就医，早诊早治。

老高其实几年前就知道自己血压高，但一直没去医院看病，也没有吃药，他觉得没啥不舒服，就不需要治疗，自己平时注意点血压就慢慢降下来了。我告诉他这是不对的，高血压在多数情况下没有症状，但是对血管的伤害却是持续存在的，尤其是心脑血管，如果长期不控制好血压，最终可能导致严重的心梗、脑梗。在我的劝导下，老高明白了控制好血压的必要性，并到县医院买了降压药。

督促五：坚持服药，监测血压。

老高吃了几天降压药后血压就降下来了，他觉得自己的高血压治好了，就把药停了。我到他家监督的时候发现他已经停药半月。我问他："药停了之后血压还高吗?"他说："不知道，都治好了我还测什么血压?"我赶紧拿出血压计给他测了血压，高达175/110 mmHg，我告诉他："应用降压药物之后血压正常，这是降压药物的作用，但不代表你的病治好了，一旦停用降压药物，血压很快就升高。"老高恍然大悟，表示再也不敢停药了。我教他如何正确地测量血压，并告诉他要坚持测血压，血压控制不平稳的时候每天都要监测 2—3 次，血压控制好的时候每周至少监测 2—3 次。一旦出现头疼、头晕、心慌、眼花、耳鸣、胸闷、气短、乏力、恶心、烦躁等表现时，要立刻测量血压。

督促六：换药不盲从，严格遵医嘱。

在一次随访中，我发现老高的高压仅有 85 mmHg，详细询问才知道，老高听隔壁老张说他用的“降压 0 号”又便宜又好用，老高也自行改用了“降压 0 号”。我告诉他这是不对的，降压药物的种类很多，每个人的病情不同，需要用的药物也不同，应该在医生评估病情后选择适合自己的药物，绝不能看周围人用什么自己就用什么，这样容易导致血压大幅度下降出现危险或是血压持续不降损害心脏、肾脏等器官。

经过半年的“降压之旅”，老高的血压控制得很平稳，老高的血压再也不高了。我也因此总结出了降压小妙招：

少盐少油多活动，
戒烟限酒保睡眠。
早诊早治常用药，
监测血压促康健。

第二节　糖尿病的健康指导

一、开展糖尿病健康指导活动的目的和方法

糖尿病是一组疾病，特征是慢性高血糖，主要包括 1 型糖尿病和 2 型糖尿病，当然九成以上患者属 2 型糖尿病。改革开放以来，我国糖尿病患病率明显增加，粗略估计现在 18 岁以上成人中糖尿病人数高达 1.4 亿，位居世界第一，还有一部分人是糖尿病的后备人群，随时可能走进糖尿病患者的队伍中来。目前，我国在糖尿病控制方面存在着“三低”的现状：知晓率低、治疗率低、控制率低。就是说，好多人得了糖尿病不知道，知道了也不治疗，治疗的又没有达到要求的标准。因此，我们需要一起加油，改变这种不好的情况。

二、开展糖尿病健康促进活动的基本路径

家庭健康指导员应针对不同人群采取不同的方法，多种管理方式同时进行，并进行相关资料的记录和定期随访，具体流程图 3-8 所示。

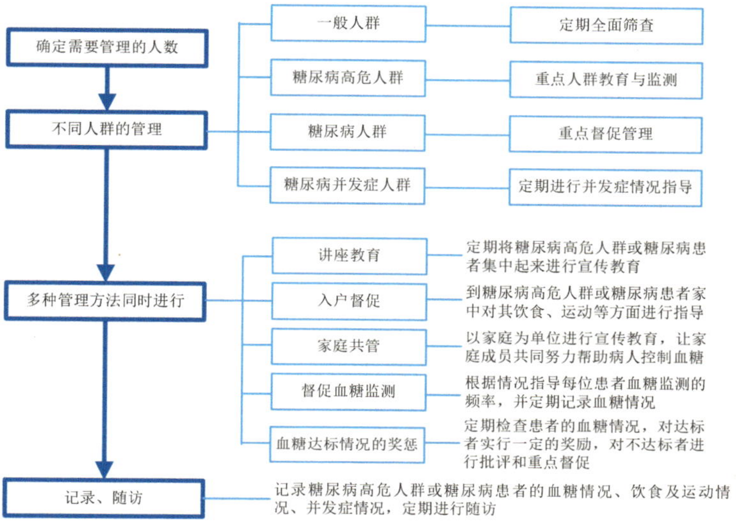

图 3-8　糖尿病管理流程

三、帮助糖尿病患者和高风险人员走出 4 个误区

（一）走出误区 1——老年人才得糖尿病

有人说：“我爷爷是 80 岁才查出了血糖高，我爸爸 65 岁才查出来，而且血糖高得不多，我才 30 岁，不会血糖高的。”这种想法是不对的。糖尿病可能发生在任何年龄阶段。亲属中有糖尿病患者的人患糖尿病的风险更大，需要格外注意。

（二）走出误区 2——没有“三多一少”就不用测血糖

得了糖尿病可以表现为吃得多、喝得多、尿得多和体重减轻，俗称“三多一少”，但是多数病人没有这些表现。

有些糖尿病人可能出现午饭前饥饿难耐、心慌、大汗、手哆嗦等表现；一些患者可能表现为没劲儿、皮肤干燥瘙痒、眼睛看不清东西、手脚麻木等；有的人自己感觉很好，没有任何症状，是体检或是偶然检测血糖发现得了糖尿病。

（三）走出误区 3——得了糖尿病没有不舒服就不用治

其实高血糖本身并不可怕，可怕的是糖尿病带来的全身并发症，比如心肌梗死、脑梗死、尿毒症、失明和烂脚丫子等，对病人的生活影响很大，病人受罪、家人受累，有的时候还会要命。所以不管有没有不舒服，一旦发现血糖高了，都应该及时治疗。

（四）走出误区 4——胰岛素打上就离不了

糖尿病的主要病因是胰岛素的作用不足以将血糖维持在正常水平，进而出现血糖升高的情况。胰岛素的降糖效果显著，血糖过高或在一些特殊情况下必须应用胰岛素治疗，血糖稳定后可以根据病情再调回口服降糖药物治疗。“糖友”无须对胰岛素充满恐惧，是否一直用胰岛素治疗是病情所决定的，与用不用胰岛素治疗无关。

四、教会糖尿病患者和高风险人员 3 项基本技能

（一）定期监测血糖

空腹血糖指空腹 8 小时以上的血糖，一般早晨起来测量；餐前血糖指吃饭前的血糖；餐后 2 小时血糖指从吃第一口饭开始计时 2 小时的血糖；睡前血糖指睡觉之前的血糖；夜间血糖指凌晨 3 点左右的血糖。

病情稳定、血糖控制好的患者每周测量血糖 2—3 次，血糖控制不好的每天测量血糖 3—5 次。

（二）及时发现高血糖

当空腹血糖高于 7 mmol/L，或餐后 2 小时血糖高于 11.1 mmol/L，或糖化血红蛋白高于 6.5%时，要考虑诊断糖尿病；空腹血糖介于 6.1—7 mmol/L 之间，或餐后两小时血糖介于 7.8—11.1 mmol/L 之间，这时虽不能诊断为糖尿病，但也已经出现了高血糖症，需要提高警惕，引起足够的重视。

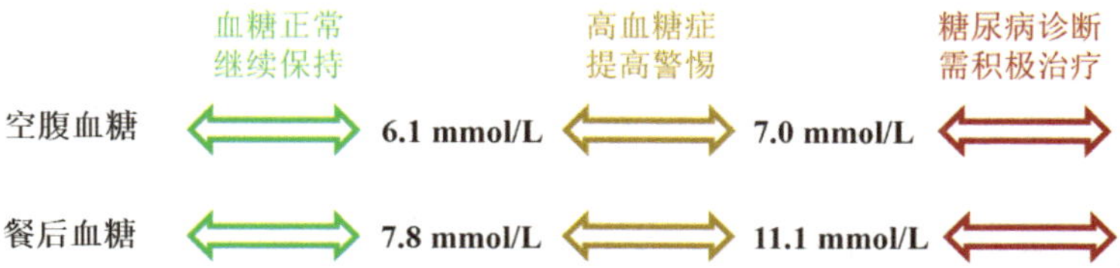

图 3-9　高血糖分类

（三）胰岛素皮下注射

部分患者需要应用胰岛素进行降糖治疗，掌握胰岛素注射技术至关重要。

胰岛素的注射部位为腹部、大腿外侧、上臂外侧及臀部外上侧。注射前注意清洁双手、核对胰岛素类型和注射剂量、正确安装胰岛素笔芯和针头、检查注射部位并消毒，完成上述步骤后再进行胰岛素注射。

五、培养糖尿病患者健康生活习惯的10个关键环节

（一）定时定量进餐

糖尿病患者吃饭要“定时定量”。所谓“定时”，就是合理安排进餐时间，并尽量固定；所谓“定量”，指每天的饭量基本固定，不要随意加餐、减餐。

（二）合理选择主食，正确加工主食

主食指米饭、馒头、面条、包子、饺子等米面制作的食物，此外土豆、红薯、芋头、南瓜、山药和荸荠等做成的食物也算主食。

精米、精面等细粮吃起来好吃，但在加工过程中损失了部分营养，并且淀粉含量高，所以升糖快，不适合糖尿病患者吃。粗粮口感差一些，但膳食纤维、维生素、矿物质含量丰富，升糖较慢，更适用于糖尿病患者。

同样是粮食，制作方法不同，升高血糖的快慢也不一样。稀饭比干饭升糖快，发面比死面升糖快，所以大米粥、小米粥、玉米粥、面糊等不要吃。另外，商家推崇的无糖食品，只是没有加入蔗糖，里边含有的粮食同样升高血糖，提醒糖尿病患者不要上当受骗。

（三）白肉多红肉少，鸡蛋牛奶要适量

肉类食物含有人体需要的氨基酸，应该适当吃一些。糖尿病患者可多选鱼虾、鸡肉等白肉，少吃猪、牛、羊等红肉。需要注意的是，肉类食物往往含有较多的脂肪和胆固醇，吃多了易导致肥胖和高血压、高血脂，也不利于血

糖控制。

鸡蛋容易买到，营养价值丰富，建议每日吃 1—2 个。

奶制品种类很多，尽量喝纯牛奶，不喝酸奶，如果患者因为特殊体质不能耐受纯牛奶，可以喝无糖酸奶。伴有高血脂的，可喝低脂奶或者脱脂奶。牛奶每天推荐摄入量为 300 mL。

（四）蔬菜种类丰富分量足

每日多吃几种蔬菜，食用量在 500 g 以上。蔬菜的种类很多，生菜、白菜、菠菜等属于叶菜类，土豆、胡萝卜、藕、芋头、山药等属于根茎类，黑木耳、蘑菇、香菇、金针菇等属于真菌类。根茎类蔬菜的淀粉含量较高，如土豆、粉条对血糖影响较大，可以当作主食吃。

蔬菜在烹调过程中需注意以下几点：能生吃的蔬菜尽量生吃，例如生菜、黄瓜、西红柿等；先洗菜后切菜，炒菜时急火快炒；烹调过程中尽量少油少盐、不勾芡，尽量清蒸、清炖、清炒，少用煎烤烹炸。

（五）水果选择需谨慎，严格限量控血糖

很多人觉得越甜的水果升糖越高，其实不然，比如吃起来很甜的西瓜含糖量不高，而吃起来不太甜的香蕉和酸得倒牙的山楂含有很高的糖分。选择吃什么水果，参考的不应该是口味。一般来说，柚子、樱桃、木瓜、圣女果、草莓、桃子、苹果、梨、橙子、柠檬等，可以吃一些。

建议每天吃新鲜水果 200 g 左右，同时可相应减少 25 g 主食；不要用果干或果汁代替新鲜水果；两顿饭之间吃水果，例如上午10点左右、下午3点左右，如果吃饭时吃水果，要减少一点儿主食。

吃水果的前提是血糖符合要求的标准，就是空腹血糖7 mmol/L以下，餐后2小时血糖控制在10 mmol/L以下。如果血糖忽高忽低或一直居高不下，可以把黄瓜、西红柿当水果吃。

（六）低油少盐常清淡，健康身体永相伴

应尽可能减少每日摄入的脂肪总量，每日烹调油应少于30 g。尽量选择植物油，少吃或者不吃动物油。少吃油炸食物，包括油条、炸鱼、炸虾、炸鸡、炸藕盒、薯条等。食盐摄入量每天5 g以内，合并高血压的患者要更少。注意，味精、鸡精、酱油、蚝油、腐乳里含有很多盐。

（七）坚持运动“1357”

运动是免费的降糖药，适量运动可以消耗热量，减轻体重，增加胰岛素的敏感性。采取哪种形式的运动、运动量大小因人而异，一般遵循“1357”原则：

“1”，餐后1小时开始运动，不要空腹运动；“3”，每次运动时间在30分钟左右；“5”，每周至少运动5次；“7”，运动后心率低于“170－年龄”，一般掌握在运动后能说话，但不能唱歌的程度。

（八）在合适的时间选择合适的运动

糖尿病患者应减少久坐时间，推荐“少量多次”的运动，应定期进行有氧运动，推荐健步走、太极拳、骑车、乒乓球、羽毛球和高尔夫球等。运动前后可以测测血糖，运动时随身带点吃的，注意补充水分。

如果病人血糖很高（高于 16.7 mmol/L）、有低血糖（低于 3.9 mmol/L）、血压很高（高于 180 mmHg）、感冒发烧、心脑肾严重并发症时就不能运动了。

（九）严格戒烟，限制饮酒

积极戒烟，尽可能避免二手烟。戒烟需要每位患者、每个家庭和全社会共同努力。

严格限制饮酒量，每日白酒、葡萄酒、啤酒摄入量分别少于 50 mL、100 mL、300 mL，每天最多选择一种酒。

（十）减肥是控制血糖的重要环节

控制体重在降低血糖的过程中起着重要作用。肥胖者应尽量减少饭量，增加运动量，保证每天吃进去的热量低于消耗掉的热量，使体重尽快达标。糖尿病患者尤其应注意减少腹部脂肪，男性腰围控制在 90 cm 以下，女性控制在 85 cm 以下。

六、应用降糖药物的 4 个关键点

（一）不可随意增加药量

有的患者一味追求血糖“正常”，自行增加药量，这种行为是不可取的。很多药物有人体所能承受的最大剂量，超出最大量会出现肝肾损伤等严重后果。此外，自行增加药量可能会导致血糖过低，低血糖的危害比高血糖更大。患者应该合理用药，根据医生的建议调整药物用量，保证血糖平稳。

（二）不可轻易听信偏方

有些小广告扬言“可治愈糖尿病”，使得很多糖尿病患者信以为真，最后深受其害。糖尿病目前是不能治愈的，但是可以控制的。发现血糖升高应到正规医院就诊，按照医生的建议科学用药。

（三）根据血糖调整用药

很多患者觉得吃上降糖药了血糖就控制住了，便不再监测血糖，这是不对的。血糖受到饮食、运动、情绪、睡眠等多种因素影响，变动较大，需要规律监测血糖，根据血糖情况调整药物治疗方案。

（四）按时服药，平稳降糖

降糖药物的种类很多，有的是控制空腹血糖的，有的是控制餐后血糖的，有的需要随餐服用，有的需要多次服用。糖尿病病人需要根据医生的建议或者药物说明书上的具体介绍合理安排吃药时间，不能自行调整，否则可能导致严重的低血糖，损伤神经、诱发心梗，甚至导致死亡。

第四章
如何指导居民掌握基本的健康技能

第一节　宣传健康生活方式

健康生活方式是指对健康有益的习惯化的行为方式，具体表现在生活有规律、没有不良嗜好；讲卫生，包括个人卫生、环境卫生、饮食卫生；讲科学、不迷信；平时注意保健，生病及时就医，积极参加有益健康的文化体育活动和社会活动……世界卫生组织针对影响现代人健康的主要危害因素，提出了健康四大基石：合理饮食、适量运动、戒烟限酒、心理平衡。

合理饮食是健康的基础，要做到全面、均衡、适量、合理 4 个基本方面。全面是指哪一类食物都吃，不挑食、不偏食，吃得越杂越好，保证每顿饭有面食、蛋白类（肉蛋奶等）和蔬菜水果等；均衡指不要有的吃得多，有的吃得少，要按人体需要的营养比例吃，结构合理，营养均衡；

适量就是根据个人需要量进食，青壮年劳动力需要量较多，老年人和儿童相对饭量较小；合理饮食指三餐总量分配为早饭三成，午饭四成，晚饭三成。居民应“学会”吃饭，调整吃饭顺序，先吃蔬菜及汤类，增加饱腹感；多吃蔬菜、奶制品及谷物等，少油少盐，少吃肉类及油炸食品等。

运动是健康的源泉。加强体育锻炼可以降低血脂，有助于预防和控制糖尿病，减轻脂肪肝，改善骨质疏松，减少肥胖，加强心肺功能，提高免疫力等。当然，加强运动不代表剧烈运动，大量且剧烈的运动不但达不到健身的目的，反而有损健康。我们要根据自己的年龄、身体状况和周围条件，选择适合自己的运动方式，如年轻人可以选择慢跑、跳绳等，老年人更适合散步等强度较小的运动。锻炼要逐渐增加强度，并且要坚持。已经得慢性病的患者，需要咨询医生后选择适合自己的运动方式、运动量，了解运动注意事项等。办公室工作人员可以在下班后或者工作间隙做一些腰背肌锻炼或者工间操。

以没有重大慢性病（如未有效控制的高血压、冠心病、心衰、慢性呼吸衰竭等）的老年人为例，每日可以将散步4000—10 000步作为运动目标，也可以将其他运动折算成步数。

表 4-1　日常活动换算步数对照表

活动量	换算步数
每日基本活动量≈	2000 步
中速骑车 7 分钟≈	1000 步
健身操 6 分钟≈	
负重慢走 5 分钟≈	
慢跑 3 分钟≈	
中速步行 10 分钟≈	
太极拳 8 分钟≈	
拖地 8 分钟≈	

戒烟限酒是健康的基石。吸烟有百害而无一利，吸烟使患肺癌的风险升高 16—25 倍，且吸烟时间越长、吸烟量越大，患各种癌症、冠心病、脑中风的风险越高。吸烟不仅对自身有害，而且对家人也有害，烟草燃烧的烟雾扩散到空气中，形成二手烟，从而引起家庭成员呼吸道感染、哮喘、慢性支气管炎等。喝酒也要限量，喝酒过量会增加高血压、酒精性脂肪肝、肝硬化、脑中风等风险。中国营养学会建议，成年男性每天喝酒的酒精量不超过 25 g，也就是 50°的白酒不超过 50 mL；喝酒最好选低度酒，不空腹喝酒；孕妇、青少年儿童忌酒，高血压、冠心病患者都不适合喝酒。

心理健康是健康的主宰。我们要培养乐观的情绪，保持心理平衡，心胸开阔，知足常乐，还要保证足够的睡眠。

成年人一般每天要保证7—8小时睡眠，儿童和青少年8—10小时，晚上10点到清晨6点是睡眠的最佳时间，所以要早睡早起；中午小睡半小时可以提高下午的工作、学习效率，有益于健康。

第二节　指导居民掌握基本健康技能

一、拨打紧急电话

需要紧急医疗救助时拨打120急救电话，简要说明伤病者的病情、人数、具体地址，最好能说清伤病者的姓名、性别、年龄、联系电话等个人信息，报告人一定保证电话畅通。等待120到达期间不要随意搬动患者，并严密观察患者的意识情况。

二、正确测量指尖血糖

准备好消毒用品、血糖仪及试纸条；测量前洗手，手指保持合适的温度，用75%的酒精消毒采血部位，待酒精自然干燥后进行采血；采血针穿刺皮肤后轻轻按压使血液自然流出，将血液滴在试纸上的指定区域，等待读数，每次测量后及时记录。需注意在指尖侧面采血，不扎指肚中间，也不要用力挤压手指。天气寒冷时可提前将采血侧手臂自然下垂片刻，然后按摩采血部位，以保证有足够的血液量。建议一次性吸取充足的血样量，在测试过程中不要移动血糖试纸。每个手指都能测量，需要经常测血糖的糖友可以轮换测量。空腹血糖要在连续不吃食物 8 小时以上测，餐后血糖为从吃第一口饭开始计时 2 个小时测，其他时间都是随机血糖。

三、测量血压

清醒、安静状态，平躺或坐在椅子上，最好将被测的上臂衣物脱掉，或只穿一层单衣，手掌向上平伸，肘部与心脏齐平。将袖带缠绕在上臂（左右侧都可），气囊下缘应在肘弯上 2.5 cm，袖带的紧度以能伸进 1—2 指为宜。保持水银柱与地面垂直，按压气囊将空气充入袖带，从感觉脉搏消失起，再继续加压使水银柱上升 30 mmHg。将听诊器的听诊头放在肘窝处肱动脉上（注意不要放进袖带里面），一边听脉搏，一边慢慢放出袖带内的空气，当听诊器中开始听到脉搏搏动的声音，这时血压计上的数值就是“收缩压”，即“高压”。继续放出袖带内的空气，脉搏搏动声音逐渐变小，最后完全消失，这时血压计上的数值就是“舒张压”，也就是“低压”。如果使用电子血压计，则在做好测血压准备并缠好袖带后按“开始”键，即自动充气、测压并读数，这里要注意用上臂式血压计，不要用腕式的，后者容易产生误差。

四、测量腋下体温

先将体温计读数甩到 35 ℃以下，再将体温计水银端放在腋下最顶端夹紧，5 分钟后拿出来读数。

五、测量脉搏

被测手腕平放在桌面上，用食指、中指和无名指指腹平放在手腕桡动脉（大拇指一侧）搏动处，计 1 分钟脉搏跳动次数，并留意脉搏是否规整，有无跳动不规则情况。

六、正确洗手

学会七步洗手法：第一步，流动水把双手打湿，涂上肥皂或洗手液，手心相对，互相反复搓手；第二步，手心对手背沿指缝相互揉搓，双手交替进行；第三步，掌心相对，十指交叉，沿指缝相互揉搓；第四步，弯曲各手指关节，半握拳把指背放在另一手掌中揉搓，双手交替进行；第五步，一手握住另外一只手大拇指旋转揉搓，两手交替；第六步，弯曲各手指关节，指尖合拢在另一手掌心旋转揉搓，双手交替；第七步，一手揉搓另一只手的手腕和前臂，双手交替。为方便记忆，可简述为“内、外、夹、弓、大、立、腕”。

七、看懂食品、药品、保健品的标签和说明书

包装食品和食品添加剂必须在包装标识或者产品说明书上标出产品名、产地、厂名、生产日期、批号、规格、配方（主要成分）、保质期限、食用方法等。

药品标签或者说明书上必须标明药品的通用名称、成

分、规格、生产企业、批准文号、产品批号、生产日期、有效期、适应症、禁忌症、功能主治、用法用量、不良反应等。医疗用毒性药品、麻醉药、精神类药品、放射性药品、外用药和非处方药的标签，必须印有规定的标志。非处方药标签印有红色或绿色“OTC”字样，可以按照说明书使用；其他药物必须在医生指导下使用。

保健食品必须标明主要原料或辅料，功效成分及其含量，保健作用和适宜人群、不适宜人群，食用方法及食用量、保质期、贮藏方法和注意事项，保健食品批准文号，卫生许可证文号，保健食品标志等。市面上很多保健食品外观上容易与药品混淆，需注意鉴别。

八、识别常见的危险标识

学会识别常见的危险标识，如高压、易燃、易爆、放射性、剧毒、生物安全等，远离危险物。

九、触电急救

发现有人触电，要立即关闭电源，也可以用不导电的物体如干燥的树枝、干燥的橡胶棒等将触电人员与电源分开。千万不要直接触摸触电人员的身体，防止救人者发生触电。

十、溺水急救

发现溺水人员，首先要清除口鼻的堵塞物，使溺水者头朝下，用手指清除嘴里的异物；救援人员单腿跪地，另一腿弯曲，让溺水者趴在其大腿上，颤动大腿或挤压溺水者背部；或者让溺水者趴在救援人员肩部，头垂下，来回跑动，使呼吸道积水流出。排出积水后可以做人工呼吸，对脉搏消失的人员要做心肺复苏。

十一、火灾急救

发生火灾时，用湿毛巾捂住口鼻隔离烟雾，弯腰逃离火灾现场。如身上衣物着火可以就地翻滚灭火，如衣物与皮肤粘住，切勿强行撕扯衣物，避免大面积皮肤剥脱。及时拨打火警 119，讲清楚火灾发生的具体地点、周围明显的标志性建筑、有无人员伤亡等。

第三节　科学就医　合理用药

药物是一把“双刃剑”，用药安全关系着人们的生命健康。在没有明确诊断的情况下，最好不要自行用药。当感到自己生病或身体有异常情况时，要及时到正规医院诊治，不能迷信“偏方、保健品”等。老话说：“是药三分毒。”药品除了有治疗作用外，也有副作用，不合理用药或过量用药会对人体造成危害，即使是正确服用合格的药物，也可能出现药物不良反应。因此，我们需要了解一些用药常识，科学、合理地服用药品，让药品真正成为我们健康的保护神。

一、保健食品与药品有什么区别?

保健食品与药品最根本的区别就在于保健食品没有确切的治疗作用，不能治疗疾病，只具有保健功能。市场上有很多保健食品号称“包治百病”，夸大宣传，我们一定不要上当受骗。生病要及时到正规医院就诊，以免耽误治疗，加重病情。

二、怎样区别保健食品和药品?

区别保健食品和药品最简单的办法是在包装盒上找“批准文号”，药品的批准文号开头为“国药准字”，保健品的批准文号开头为“国食健字”或“×卫食健字”（其中的×为某个地区简称），千万不要购买没有“批准文号”的产品，以免上当受骗。

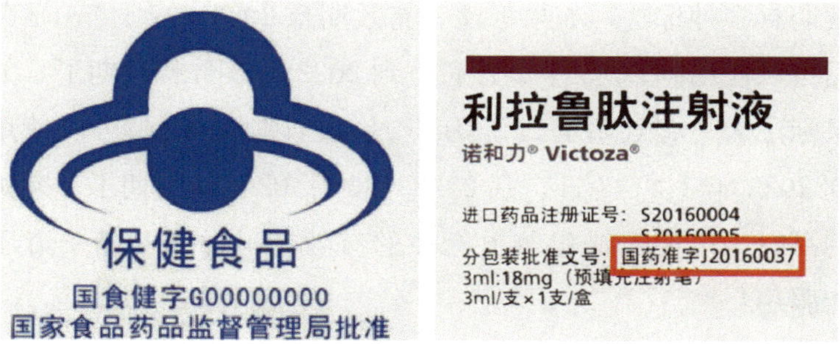

图 4-1　保健食品与药品的批准文号比较

三、到哪里买药质量有保证?

如果不了解自己的病情，千万不要盲目地自己买药、用药，最好到正规医院、诊所、卫生院看病，或找有行医资格的乡村医生看病，然后根据医生开的处方买药、用药。如果病情不严重，就是常见的小毛病，自己又知道用什么药，可以到合法的零售药店买药。

四、什么样的药品是过期药品?

药品标签中的有效期按照年、月、日的顺序标注，年份用4位数字表示，月、日用两位数表示。具体标注格式为“有效期至××××年××月××日”，也可以用数字和其他符号表示为“有效期至××××.××.××”或者“有效期至××××/××/××”等。

例如，某药品生产日期为2020年3月15日，标签上有效期有多种标法，如果标注“有效期至2023年2月”，则药品可以使用到2023年2月底，到2023年3月就过期了。如果标注为“有效期至2023年3月14日”，则药品可以使用到2023年3月14日，到2023年3月15日就过期了。购买药品时一定要看清包装上标注的有效期，过期药品千万不能服用!

五、为什么不能自己随便吃药?

同一种病可能有多种不同的临床表现，而同样或相似的症状也可能是不同疾病引起来的，没有医学知识和丰富临床经验的人是没办法区别或者明确自己所得的是什么病的。即便知道自己得了什么病，也不要随意自行用药。以糖尿病来说，同样是血糖升高，就分为常见的 1 型糖尿病和 2 型糖尿病，发病机制不同，用药方案也不一样。而口服降糖药物更是有七大类、几十种之多，每种药都有不同的特点。因此，不能见别人吃什么药，自己也照猫画虎，按照别人的药买来吃。我们身边就有很多类似的例子，前几天隔壁的王大妈测出来血糖高，想着老伴儿也有糖尿病，平时就吃着二甲双胍和消渴丸，就自己吃了老伴儿的降糖药。晚饭后散步回来觉得头晕，吃了点东西就睡觉了，结果叫不醒了，家人打了 120 急救电话，送到医院一测血糖才 1.9 mmol/L，赶紧输了葡萄糖才醒。所以说一定不要自己盲目用药，同样的药物在别人身上对症，在自己身上就不一定合适，有时不但起不到有效治疗作用，甚至还会有生命危险。

六、为什么一定要按时按量服药？

有些人患病吃药时比较随便。有的认为药量大点，病会好得快些，也有的认为多吃几次或少吃几次无所谓，其实这样做不但会影响药物的效果，而且还可能给人体带来损害。药品的用量直接关系到血液中药物的浓度，剂量太小，达不到治疗目的；剂量太大，不一定能增加相应的治疗作用，反而会增加药品的副作用，甚至引起中毒。由此可见，药物的使用剂量和用药间隔时间不是随便定的，而是有科学依据的，并且每种药物各不相同。因此，病人服药一定要听从医生建议或按药品说明书按时按量服用。

七、服药时间有哪些特殊要求？

除了常见的饭前和饭后服药的规定外，还有下列几种特殊的服药时间要求。比如降糖药阿卡波糖应随第一口饭嚼服，瑞格列奈每顿饭前服，格列齐特缓释片早饭前服。空腹服通常指清晨空腹服用，如一日仅服一次的长效降压药氨氯地平、贝那普利等，以早晨 7 时左右为最佳服用时间；睡前服通常是指睡前 15—30 分钟服用，如催眠药在药物生效时使人迅速入睡，通便药如乳果糖、芦荟胶囊等服后 8—10 小时才能见效，故可在睡前服下，第二天早晨生效。

八、小儿为什么不能随便服用成人的药？

小儿不能服用成人的药，主要因为儿童用药剂量与成年人的用药剂量差异很大，有的不是简单地由体重推算出来的，而是根据小儿的生理机能及其对药品的敏感性确定的，用量过小影响疗效，过大可能发生毒性反应，所以不能给小儿盲目用药。有的药品只适于成人，如氧氟沙星、四环素、多西环素等抗菌药，儿童青少年不宜应用，否则可能导致骨骼、牙齿损害等。

九、老年人用药有哪些注意事项？

（一）先食疗，后用药

俗话说："是药三分毒。"所以，能用食疗的先用食疗，例如喝红糖姜水可治疗风寒感冒。食疗后不见效可考虑用理疗、按摩、针灸等方法，最后选择用药物治疗，但需注意严密观察老人的吃饭情况、精神状态等，一旦发现疾病明显加重则需要及时用药治疗。

（二）先外用，后内服

为减少药对机体的毒害，能用外用药治疗的疾病，比如皮肤病、牙龈炎、扭伤等，可先用外敷药消肿止痛，如果效果不好再考虑内服消炎药等。

（三）先口服，后注射

有些中老年人一有病就想打针，认为用注射剂病好得快，其实不然。针剂通过血液流向全身，最后进入心脏，直接危及血管壁和心脏。因此，能用口服药使疾病缓解的，就尽量不用注射剂。

（四）先用老药，后用新药

近年来，新药、特药不断涌现，一般来说这些药在某一方面有独特疗效，但由于应用时间较短，临床经验不充分，其缺点和毒副作用可能还没被人们认识，经不起时间考验而最终被淘汰的新药也是常有的。因此，老年患者最好用已在临床广泛应用的药品，确实需要使用新、特药时，也要慎重。

十、儿童、老年人、孕妇及哺乳期妇女疾病的特点

儿童感冒常伴有高热，病情变化比较快，还可能合并肺炎、病毒性心肌炎等症；此外，由于儿童年龄、体重差异较大，服用剂量不易掌握，因此应在医师指导下用药。老年人的机体代谢缓慢，且抵抗力下降，并多伴有一些慢性疾病，易发生合并症，也应在医师指导下用药。孕妇及哺乳期妇女由于其特殊生理情况，用药需慎重，更应该在医师指导下用药。

十一、家庭药箱

现在一般的家庭都会备一个小药箱，储备一些常用药以备不时之需，但要注意科学合理地保存药品。

（一）尽量保持原封不动

药品最好保留原包装，这样便于识别，并了解怎么使用。如果不方便使用原包装，最好用干净的小瓶装起来，将药物的名称、用法、剂量等清楚地写在胶布上，然后贴在包装瓶上。

（二）注意避光

西药很多都是化学制剂，阳光照射会加速药物的变质，特别是维生素类、抗生素类药物，见光后会变色，药效降低，甚至变成有毒的物质。因此，我们在储存药物时要注意避光。

（三）控制温度

药品应放在家里阴凉的地方，不然可能会因为温度过高使药物发生改变而失效。

（四）注意防潮

有些药物很容易吸收空气中的水分，从而水解失效。像干酵母、维生素 B1 片、复方甘草片等，这些药要放在密闭的容器里，用后盖紧瓶盖。

（五）防止意外

将药品放在安全的地方，不要让儿童拿到，以免其偷服、误服而发生中毒。消毒、灭蚊、灭蟑类制剂，不能和家庭储备的药品混放，以免误服发生意外。

（六）建立药品档案

列一张药品明白卡，把家里的药品分门别类。可以先把药品分为内服、外用两大类；再按药品名称、用途、用法、用量、注意事项、失效期等制成一张表，需要时可以查表，这样找药就更方便了。

第四节　个人健康状况评价与健康指导效果评价

推进健康生活方式，应对慢病挑战，家庭健康指导员要以家庭为服务对象，第一步对家庭内接受健康指导的个体进行生活习惯调查，找出危害受指导个体健康的不良生活方式；第二步是通过健康体检明确掌握受指导个体的健康状况；第三步是根据调查和体检所获得的健康资料，对受指导个体健康状况开展综合评估；第四步是实施健康指导，根据评估结果，制定、提供健康指导意见并进行健康指导；第五步要评价健康指导对受指导个体的知识、态度、行为的影响。健康指导效果评价不仅是全面监测指导情况、控制指导质量、确保指导成功的关键性措施，也是评估指导是否成功、是否达到预期效果的重要手段。

一、个人健康状况评价

健康资料收集是健康评价最重要的内容之一。为了使健康判定标准具体化，可以从生活方式、健康关心度、健康史、现有症状、健康自我估评、健康体检（一般生长发育指标、实验室检查、心电图、影像学）6 个方面收集资料。全面正确的个人健康状况评价可以为家庭健康指导员开展下一步的健康指导工作提供基础信息。

（一）资料收集

1. 生活方式调查

世界卫生组织指出，造成肥胖、高血压、高血脂、肿瘤等许多慢性病的基础是不合理或不科学的饮食，以及久坐不动、吸烟等不健康的行为方式或生活习惯。健康的生活习惯可以减少 70％左右的早期死亡，通过生活习惯调节可以预防 80％的冠心病、90％的 2 型糖尿病、55％的高血压和 30％的肿瘤。因此，健康的生活方式是预防和控制慢性病最有效、最直接、最经济的方法，家庭健康指导员可以帮助被指导的居民更好地享受健康的生活方式。

开展生活习惯调查可以帮助家庭健康指导员进一步了解受指导者的生活习惯，不仅能为受指导者提供符合他们实际情况的健康指导，对以后的医疗指导提供参考，还能帮助家庭健康指导员和受指导者之间建立信任关系。

表 4-2 生活方式调查表

姓名：________ 性别：____ 年龄：____ 测评时间：____________

问诊项目		回答项目
（一）基本情况		
1	您和谁住在一起?	1. 长辈 2. 配偶 3. 孩子 4. 兄弟姐妹 5. 其他（ ）
2	您的职业是什么?	1. 工人 2. 农民 3. 公司职员 4. 学生 5. 干部 6. 居家或退休 7. 自由职业 8. 其他（ ）
3	您的工作需要倒班吗?	1. 不需要，常白班 2. 不需要，常夜班 3. 需要，白班和夜班倒换
（二）饮食		
4	您关注饮食健康吗?	1. 很注重 2. 比较注重 3. 无所谓，看心情 4. 完全不注重
5	您能定时吃一日三餐吗?	1. 规律 2. 比较规律 3. 时常不规律 4. 毫无规律

续表 1

问诊项目		回答项目
6	您吃一顿饭需要多长时间?	1. 快(<15 分钟) 2. 慢(>30 分钟) 3. 正常(15—30 分钟)
7	您一天能吃几两主食?	每天吃____两
8	您平常吃饭的口味是什么样的?	1. 咸淡:①咸 ②清淡 ③适中 2. 油腻程度:①油腻 ②清淡 ③适中
9	您喜欢吃甜食吗?	1. 喜欢 2. 不喜欢 3. 适中
10	您喜欢吃零食吗?	1. 喜欢 2. 不喜欢 3. 适中
(三)运动		
11	您一般一周运动多少次?	1. 4 次以上 2. 3—4 次 3. 1—2 次 4. 基本不运动
12	您平常参与哪些运动?	1. 散步 2. 球类 3. 跳舞 4. 游泳 5. 其他
13	您运动的目的是什么?(可多选)	1. 锻炼身体 2. 减肥 3. 减压 4. 社交 5. 其他

续表 2

	问诊项目	回答项目
（四）睡眠		
14	（1）您每天睡几小时？（如 6—8 小时，直接回答序号 15 的问题）	____小时
	（2）您有什么睡眠问题？	1. 生活没有规律，睡眠时多时少 2. 经常失眠多梦，睡眠质量不好 3. 晚上不容易入睡 4. 半夜醒来，难以再入睡 5. 经常睡不好，早晨起不了床 6. 即使夜晚睡了，白天依然很困、没精神 7. 需要通过服用安眠药、镇静剂或饮酒等来帮助睡眠 8. 通常都能保证充足的睡眠，睡眠质量很好
	（3）您想改善睡眠状况吗？	1. 想改善，但不知道怎么改善 2. 不想改善
（五）健康观念		
15	您认为生活习惯和健康有关系吗？	1. 有　2. 无，原因是________

2. 健康关心度调查

人对自身健康的态度各有不同，但同一个人在不同年龄阶段对健康的态度也各有不同。大体而言，我们可以将受指导者的健康关心度分为 5 个阶段：不关心期、关心期、准备期、实行期、维持期。

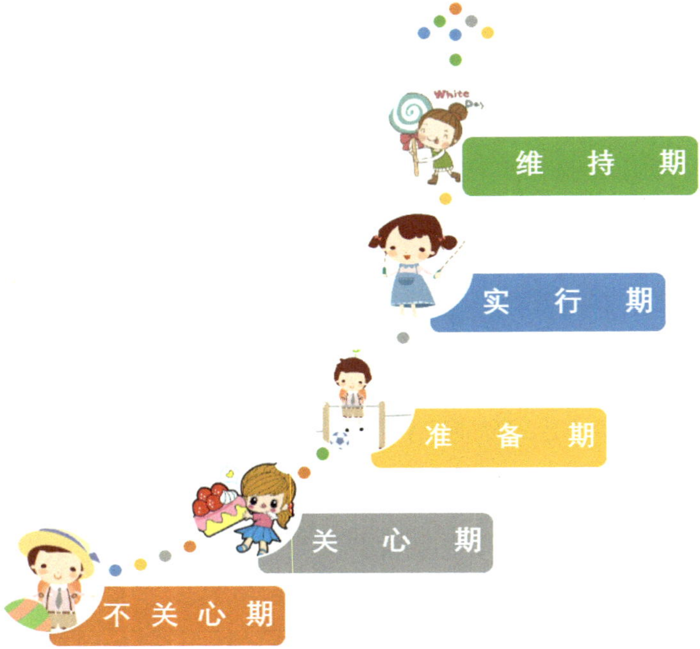

图 4-2　个人健康关心度

（1）不关心期：无论家庭健康指导员如何宣教，受指导者都对自己的健康及生活方式关系丝毫不关心，毫不在意。

（2）关心期：经过家庭健康指导员的宣教，受指导者开始关心健康和生活方式的关系，表示对健康感兴趣。

（3）准备期：受指导者意识到自己存在着影响健康的不良生活方式，并制订了相应行动计划准备改变不良生活方式。

（4）实行期：根据制订的计划方案开始改变不良生活习惯。

（5）维持期：通过实施不良生活方式改进计划获得了健康收益。

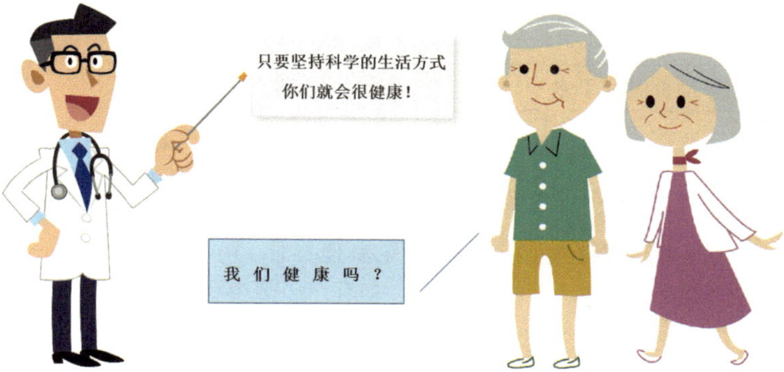

图 4-3　健康问询

了解受指导者的健康关心程度，明确其健康关心度处于哪个阶段，对家庭健康指导员开展下一步健康指导有重要指导意义。

3. 病史和自觉症状调查

通过对病史和自觉症状的调查，家庭健康指导员可以间接了解受指导者的生活方式和行为习惯，明确受指导者的生活习惯与现存症状或疾病之间的潜在关系，进而制订出有针对性的、可操作的生活方式改进方案。

表 4-3 病史和自觉症状调查

姓名：________ 性别：____ 年龄：____ 测评时间：____________

	问诊项目	回答项目
1	您过去是否患过右侧所列疾病？	1. 高血压 2. 糖尿病 3. 高血脂 4. 心绞痛 5. 中风 6. 肝病 7. 肾病 8. 癌症 9. 哮喘 10. 痛风 11. 贫血 12. 骨质疏松 13. 其他（ ）
2	您是否住过院？	1. 是 2. 否
3	您是否做过手术？	1. 是 2. 否
4	您有没有现在正在治疗的疾病？	1. 疾病：①高血压②糖尿病③高血脂④心绞痛⑤中风⑥肝脏病⑦肾脏病⑧癌症⑨哮喘⑩痛风⑪贫血⑫骨质疏松⑬其他（ ） 2. 如有，您是否在规律用药以控制病情？ 3. 如您患有糖尿病，您最近一年里是否做过眼底检查？
5	您的医生是否给您提出过运动建议？	1. 是 2. 否
8	您是否定期体检？	1. 是 2. 否
9	您最近 2—3 年的体检结果有问题吗？	1. 有问题：①血压②血糖③尿蛋白④胆固醇⑤尿酸⑥肝功能⑦肾功能⑧心电图⑨胸片⑩腹部彩超⑪其他（ ） 2. 没问题
10	您的直系亲属中是否有突然因病死去的人？	1. 是（父母、兄弟姐妹、祖父母、孩子） 2. 否

续表

	问诊项目	回答项目
11	您的直系亲属中是否有不到50岁就有“心脏病或放入支架”的人？	1. 是（父母、兄弟姐妹、祖父母、孩子） 2. 否
12	您的直系亲属中（父亲、母亲、兄弟姐妹）是否有人患过右侧所列疾病？	1. 高血压　2. 糖尿病　3. 心绞痛 4. 中风　5. 癌症
13	您感觉自己健康吗？	1. 认为自己非常健康　2. 认为自己比较健康　3. 认为自己不太健康 4. 认为自己非常不健康
14	您以前是否出现过晕倒且醒来后不知道自己晕倒过的情形？	1. 是　2. 否
15	您以前是否出现过左胸处憋闷疼痛的现象？	1. 是　2. 否
16	您最近在日常生活中（除运动时）是否出现过心慌？	1. 是　2. 否
17	您最近3个月内是否出现过右侧所列症状？	1. 膝关节疼痛　2. 肩关节疼痛 3. 腰痛　4. 无
18	您最近是否有过手脚发麻的症状？	1. 是　2. 否
19	您平时是否容易感到疲劳？	1. 是　2. 否
20	您平常还有哪些不舒服的症状？	

4. 健康体检

通过对受指导者生活方式、健康关心度、病史、自述症状的调查，家庭健康指导员可以识别其生活中潜在的不健康因素，间接了解其现有的不健康生活习惯与疾病或已有症状之间的联系，但这还不足以给受指导者一个令人信服的理由来改变他或她的固有习惯或行为。特别是对于患有高血压、糖尿病等的慢病人群和有超重/肥胖、吸烟、饮酒等慢病高危因素人群，家庭健康指导员应进一步告知并督促受指导者定期体检。体检可以让受指导者亲眼看到体检项目的结果或具体数据，让他们进一步了解自己身体的变化。更重要的是，如果体检指标出现异常，受指导者改变不健康生活方式和行为习惯的动机则会增强，进而通过比较生活方式改变前后的体检结果来评价自己的健康行为，形成积极的良性循环。

健康体检的项目应至少包括一般检查的相关指标（如身高、体重、腰围、血压等），实验室检查（肝肾功能、血糖、血脂、血常规、尿常规、便常规等），胸部 X 线片，心电图检查，腹部彩超等检查。

另外，还要根据受指导者的身高、体重计算出受指导者的身体质量指数（body mass index，BMI）。BMI 是用体重（kg）除以身高（m）的平方得出的数字，即 BMI＝体重（kg）/身高^2（m^2）。一般来说，中国成人的正常体重指数应在 18.5—23.9 之间。身体质量指数大于等于 24 为超重；大于等于 28 即为肥胖（轻度肥胖：体重指数＞30；中度肥胖：体重指数＞35；重度肥胖：体重指数＞40）。例如，一个人的身高为 1.75 m，体重为 68 kg，他的 BMI＝68/（1.75^2）＝22.2（kg/m^2），在 18.5—23.9 的区间内，属于正常。

此外，如果条件允许，受指导者还应该进行体能测试，如心肺运动试验，为家庭健康指导员开展运动指导提供科学依据。

家庭健康指导员可以根据患者的体检报告，填写下表，便于工作的开展。

表 4-4　体检结果记录表

姓名：________　性别：____　年龄：____　体检时间：____________

体检项目		结果	正常值范围	是否正常	指导目标
身高（m）				*	*
体重（kg）				是　否	
BMI			18.5≤BMI＜24	是　否	
腰围（cm）	男性		≤85 cm	是	
	女性		≤80 cm	否	
血压	收缩压（mmHg）		＜140 mmHg	是　否	
	舒张压（mmHg）		＜90 mmHg	是　否	
脂代谢	总胆固醇（mmol）		2.8—5.17 mmol	是　否	
	甘油三酯（mmol）		0.2—1.70 mmol	是　否	

续表

体检项目		结果	正常值范围	是否正常	指导目标
	高密度脂蛋白胆固醇(mmol)		1.03—1.55 mmol	是 否	
	低密度脂蛋白胆固醇(mmol)		<3.37 mmol	是 否	
血糖	空腹血糖		3.9—6.1 mmol	是 否	
	糖化血红蛋白				
尿糖			无	是 否	
尿蛋白			无	是 否	
肝功	谷丙转氨酶		7.0—40 U/L	是 否	
	谷草转氨酶		13.0—35.0 U/L	是 否	
	γ-谷氨酰转肽梅		7—45 U/L	是 否	
肾功	尿素		2.6—7.5 mmol/L	是 否	
	肌酐		41—73 umol/L	是 否	
	尿酸		154.7—357 umol/L	是 否	
贫血	红细胞		3.8×10^{12}/L—5.1×10^{12}/L	是 否	
	血红蛋白		110—160 g/L	是 否	
心电图			正常/大致正常心电图	是 否	
腹部彩超			肝胆胰脾双肾未见明显异常	是 否	
胸片			心肺膈大致正常	是 否	

引自：赵川主编《健康指导员工手册》，河北人民出版社 2014 年版。

体检报告的解读

体检结果是最直接也最有说服力的检查，健康指导员在拿到受指导者的体检结果后，一定要仔细分析，根据体检项目制定受指导者的目标。

- 首先，列出受指导者的身体基本情况：身高、体重、BMI、腹围是否存在异常，将异常项目用红色的记号笔标注出；
- 其次，列出物理检查指标项目：血压、心电图、肝胆脾 B 超是否存在异常，将异常项目用红色的记号笔标注出；
- 再次，将化学检查指标项目列出：脂类代谢（总胆固醇、甘油三脂、高密度脂蛋白、低密度脂蛋白）、肝功能（ALT、AST、γ-GT）、血糖、尿常规（尿糖、尿蛋白）及贫血检查项目（红细胞、血红蛋白），将异常项目用红色的记号笔标注出：
- 最后，将所有异常项目列归纳到一个表格内，异常项目可能提示问题在表格内罗列出来，给受指导者直观解释。例如下表：

表 6-5　体检结果分析

姓名：　　　性别：　　　年龄：　　　体检日期：

项目	结果解释	提示问题和建议
基本情况		
物理检查指标		
化学检查指标		

图 4-4　体检报告如何读

表 4-5　体检报告

姓名：王某　性别：女　年龄：38 岁　　体检时间：2022 年 8 月 15 日

体检项目	结果	正常值范围	是否正常	指导目标
身高（m）	1.6		*	*
体重（kg）	65		是㊀否（“否”圈出）	55

续表 1

体检项目		结果	正常值范围	是否正常	指导目标
BMI		25.4	18.5≤BMI<24	是 (否)	
腰围(cm)	男性		≤85 cm	是　否	
	女性	79	≤80 cm	(是) 否	
血压	收缩压(mmHg)	130	<140 mmHg	(是) 否	
	舒张压(mmHg)	80	<90 mmHg	(是) 否	
脂代谢	总胆固醇(mmol)	5.1	2.8—5.17 mmol	(是) 否	
	甘油三酯(mmol)	1.67	0.2—1.70 mmol	(是) 否	
	高密度脂蛋白胆固醇(mmol)	1.4	1.03—1.55 mmol	(是) 否	
	低密度脂蛋白胆固醇(mmol)	2.28	<3.37 mmol	(是) 否	
空腹血糖		6	3.9—6.1 mmol	(是) 否	
尿糖		(—)	无	(是) 否	
尿蛋白		(—)	无	(是) 否	
肝功	谷丙转氨酶	35	7.0—40 U/L	(是) 否	
	谷草转氨酶	18	13.0—35.0 U/L	(是) 否	
	γ-谷氨酰转肽梅	20	7—45 U/L	(是) 否	
肾功	尿素	5.1	2.6—7.5 mmol/L	(是) 否	
	肌酐	55	41—73 umol/L	(是) 否	
	尿酸	352	154.7—357 umol/L	(是) 否	

续表 2

体检项目		结果	正常值范围	是否正常	指导目标
贫血	红细胞	3.9×10^{12} L	3.8×10^{12}/L—5.1×10^{12}/L	(是)否	
	血红蛋白	125	110—160 g/L	(是)否	
心电图		大致正常心电图	正常/大致正常心电图	(是)否	
腹部彩超		肝胆胰脾双肾未见明显异常	肝胆胰脾双肾未见明显异常	(是)否	
胸片		心肺膈大致正常	心肺膈大致正常	(是)否	

健康指导员填写完上表后，发现王女士超重，且血糖、血脂处于正常高线，应进一步询问了解王女士的家族史和生育史，询问其直系亲属中是否有高血压和糖尿病患者，是否有过巨大儿（出生体重≥4 kg）的生产史，如果有其中一项，就应告知她为高血压或糖尿病的高危人群，如果不进行体重管理，发生糖尿病和高血压的概率会比其他人高。此外，家庭健康指导员还需要告知王女士在控制饮食、运动、改善生活方式的基础上，适当减重，监测体重。如果有条件，还可以告知王女士在家中利用血压计监测血压、利用血糖仪监测血糖，早期发现高血压、高血糖。

家庭健康指导员应根据情况对接受指导的人的健康检查结果进行分析。如果受指导者的各项生化指标都在正常范围内，只有体重和BMI值高于正常情况，根据受指导者的时间和体力情况，家庭健康指导员只需为受指导者提供饮食和运动指导，并督促其监测体重，例如上面的王女士。如受指导者的物理性指标出现异常，但未达到疾病诊断标准时，家庭健康指导员除了为受指导者提供饮食、运动处方外，还要告知受指导者定期复查异常指标。如果各项指标超过正常值，家庭健康指导员需及时告知受指导者尽快到医院接受进一步诊疗。需要注意的是，家庭健康指导员不仅需要根据受指导者的身体状况提出改善生活方式的建议，还要提醒受指导者定期服药、定期复诊，并帮助其记录身体状况。特别需要注意的是，饮食、运动方案一定要考虑受指导者的实际病情，和医嘱保持一致，并在运动方案实施时进行运动监测，如监测血压、脉搏等，适度运动，以防跌倒、心律失常、骨折等运动相关意外情况的发生。

（二）健康状况综合评估

1. 受指导者自我评估

家庭健康指导员可以让受指导者填写《健康自我评估表》，如表4-6所示。让受指导者对自己的健康状况进行自评，包括受指导者的现有症状，对自己健康状态满意的方面和不满意的方面，以及如何改进。

表 4-6　健康自我评估表

姓名：________　性别：____　年龄：____　测评时间：____________

您认为自己健康吗？	1. 健康 2. 不健康，具体健康问题是：①体重②血压③血糖④尿蛋白⑤胆固醇⑥尿酸⑦肝功能⑧肾功能⑨心电图⑩胸片⑪腹部彩超⑫其他（　　）
请您为自己现在的健康状态打分（健康最佳状态为 100 分）。	
请您结合自己目前的健康状况，为自己 10 年后的健康打分。	
您认为有哪些方法或者措施可以改善您的健康状况？	1. 2. 3. 4. 5.

2. 家庭健康指导员综合评估

（1）生活习惯评估。

家庭健康指导员根据受指导者生活习惯调查的结果，需要列出受指导者饮食习惯和运动习惯方面的优点，对优点进行强化；列出受指导者饮食习惯和运动习惯方面所存在的问题，并且解释这些问题可能引发的不良后果；综合受指导者的生活习惯调查、健康关心度调查及健康体检的结果，在尊重受指导者本人意愿的前提下，开展有针对性的生活习惯评估。

（2）既往体检结果评估。

接受家庭健康指导员健康指导的受指导者既有健康者又有患病者，家庭健康指导员除了通过应用《生活方式调查表》《病史和自觉症状调查表》《健康自我评估表》对受指导者的生活习惯进行综合评估外，还需要督促受指导者定期体检，并根据体检结果填写《体检结果记录表》，为受指导者进行异常体检指标的解读。为了简单明了，可利用填写完整的《健康指导工作表》开展工作。

表 4-7 健康指导工作表

姓名：________ 性别：____ 年龄：____ 测评时间：____________

受指导者有哪些良好的生活习惯？	1. 2. 3. 4. 5.
受指导者有哪些不良的生活习惯？	1. 2. 3. 4. 5.

续表

受指导者既往体检结果有哪些问题？	1. 2. 3. 4. 5.
受指导者的健康目标是什么？	1. 2. 3. 4. 5.
家庭健康指导员提出的健康指导建议有哪些？	1. 2. 3. 4. 5.
受指导者能够接受并付诸行动的健康指导建议有哪些？	1. 2. 3. 4. 5.

二、健康指导效果评价

健康指导效果评价就是通过比较受指导者及其家庭成员接受健康指导前后知识、态度、行为变化的情况，具体来说就是观察健康指导前后受指导者及其家庭成员的慢性病相关知识知晓情况（表 4-8）、健康指导前后健康指标知晓情况（表 4-9）、健康指导前后用药知信行情况（表 4-10）、健康指导前后健康行为情况（表 4-11）4 个方面。

（一）健康指导前后慢性病相关知识知晓情况

家庭健康指导员可以使用表 4-8 调查健康指导前后受指导者对慢病的认知变化情况。慢病知识知晓率定义为：知道成人高血压判断标准、高血压的影响因素、预防措施、并发症、血压筛查，以及糖尿病诊断标准、糖尿病高危人群、糖尿病预防措施的人数（n）占调查人数（N）的比例。通过比较健康指导前后不同项目的知晓率的变化来评估健康效果。

表 4-8 健康指导前后慢病认知情况变化［%（n/N）］

项目	健康指导前知晓人数（n）	健康指导后知晓人数（n）
成人高血压的判断标准		
在未使用降压药物的情况下，非同日 3 次测量血压，收缩压≥140 mmHg 和/或舒张压≥90 mmHg。		
高血压的影响因素		
超重/肥胖		
遗传		
吸烟酗酒		
盐摄入过多		

续表 1

项目	健康指导前知晓人数（n）	健康指导后知晓人数（n）
精神压力过大		
不经常运动		
高血压的预防措施		
低盐饮食		
多运动		
减重		
戒烟戒酒		
稳定的心理状态		
每人每天食盐摄入量<5 g（啤酒瓶盖平装一盖的盐量）		
每人每天食用油适宜量为 25—30 g（平 3 汤匙）		
高血压并发症		
冠心病		
脑卒中		
肾损害		
血压筛查		
35 岁以上的居民每年测一次血压		
糖尿病诊断标准		
三多一少症状		
空腹血糖≥7.0 mmol/L		
餐后 2 小时血糖或口服葡萄糖耐量试验（OGTT）中，2 小时血糖水平≥11.1 mmol/L		

续表 2

项目	健康指导前知晓人数（n）	健康指导后知晓人数（n）
任意时间血糖水平≥11.1 mmol/L		
糖尿病高危人群		
糖调节受损		
年龄≥45 岁		
超重或肥胖		
糖尿病家族史		
曾生育体重超过 4 kg 婴儿的妇女		
有妊娠糖尿病病史		
高血压患者		
血脂异常者		
心脑血管疾病患者		
静坐生活方式		
糖尿病预防措施		
饮食控制和运动可预防糖尿病发生		

注：N 为调查总人数。

（二）健康指导前后健康指标知晓情况

高血压、糖尿病知晓率定义为已在乡镇级或以上医疗卫生机构中确诊为高血压、糖尿病的受指导者中知晓自己患有高血压、糖尿病的比例。高血压、糖尿病知识知晓率定义为：受指导者中知道高血压知识（成人高血压判断标准、高血压的影响因素、预防措施、并发症及血压筛查），糖尿病知识（糖尿病诊断标准、高危人群、预防措施）的人数（n）占调查人数（N）的比例。通过健康指导前后知晓率的变化来评估健康效果。

表 4-9 健康指导前后健康指标知晓情况的变化［%（n/N）］

项目	健康指导前知晓人数（n）	健康指导后知晓人数（n）
自身体重知晓		
自身腰围知晓		
自身 BMI 知晓		
自身血压知晓		
自身血糖知晓		
高血压知晓率		
糖尿病知晓率		
肥胖知晓率		

注：N 为调查总人数。

（三）健康指导前后用药知信行情况

使用表 4-10 调查家庭健康指导员进行健康指导前后受指导者的用药知识、态度、行为的变化来评估受指导者药物使用的知信行情况。用药知识知晓率定义为：知道用药知识（使用的药物是否与疾病相对应、不良反应、药物存储）受指导者人数（n）占调查人数（N）的比例。用药态度不达标率定义为：受指导者中使用保健品的受指导者人数（n）占调查人数（N）的比例；只相信中药（西药）的受指导者人数（n）占调查人数（N）的比例。用药行为达标定义为：凭医嘱用药的受指导者人数（n）占调查人数（N）的比例；用药前详细阅读药物说明书的受指导者人数（n）占调查人数（N）的比例；进行规范药品存储的受指导者人数（n）占调查人数（N）的比例。通过比较健康指导前后不同项目的知晓率、达标率、不达标率的变化来评估健康效果。

表 4-10 健康指导前后受指导用药知信行情况变化［%（n/N）］

项目	健康指导前知晓人数（n）	健康指导后知晓人数（n）
知识		
使用的药物是否与疾病相对应		
不良反应		
药物存储		
态度		
使用保健品		
中西药选择：只相信中药或中成药		
只相信西药		
行为		
凭医嘱用药		
阅读药物说明书		
规范药品存储		

（四）干预前后健康行为情况

使用表4-11调查家庭健康指导员进行健康指导前后受指导者的健康行为情况。通过比较健康指导前后下列表中各个项目的践行率来评估健康指导的效果。践行率定义为践行该项目受指导人数（n）占调查人数（N）的比例。

表4-11 健康指导前后健康行为变化情况［%（n/N）］

项目	健康指导前知晓人数（n）	健康指导后知晓人数（n）
人际关系		
很乐意夸别人		
和周围的人相处是否融洽		
享受和好友相聚的时光		
愿意关心、温暖别人		
遇到困难时是否会得到他人的支持		
健康责任		
选择低脂肪、低胆固醇的食物		
向专业人员咨询自己不舒服的症状，向专业人员咨询健康相关问题		
限制糖和含糖食物		
阅读有关健康保健的杂志，收看、收听相关电视、电台节目		
每年至少进行1次健康体检		
参加健康教育活动		

续表 1

项目	健康指导前知晓人数（n）	健康指导后知晓人数（n）
压力管理		
每天找时间放松自己		
接受生活中自己不能改变的事情		
睡前想点令自己开心的事情		
营养		
每天吃面包、米饭、面食和谷类食物		
每天吃水果		
每天吃蔬菜		
每天吃肉、家禽、鱼、干豆类、鸡蛋和坚果类食物		
阅读食物的包装标签		
每天吃早餐		
体育运动		
按照运动计划运动		
每周至少 3 次剧烈运动（如快步走，每次>20 min）		
参加轻—中度活动（如散步，每次 30—40 min，每周≥5 次）		
参加一些娱乐活动（如游泳、跳舞、骑车）		
每周至少做 3 次伸展运动		
从日常生活中达到身体锻炼（如饭后散步、尽量走楼梯）		

续表 2

项目	健康指导前知晓人数（n）	健康指导后知晓人数（n）
运动时会测量自己的脉搏		
运动时达到自己的目标心率		
精神成长		
相信未来可期		
知道生命中最重要的是什么并为之努力		

参考文献

[1] 赵川. 健康指导员工作手册 [M]. 石家庄：河北人民出版社，2014.

[2] HANSEN M, ANDERKO K. Constitution of binary alloys[M]. 2nd ed. New York: McGrawhill, 1958.

[3] 谭红专. 现代流行病学：第 3 版 [M]. 北京：人民卫生出版社，2019.

[4] 郭田，丁贤彬，张春华，等. 农村地区健康生活方式指导员干预效果评估 [J]. 中国健康教育，2015 (4)：375-378.

[5] 陈建华，魏超，邓玲. 医院—社区—家庭模式的多层面健康教育干预对老年慢性共病人群安全合理用药知信行影响的研究 [J]. 中国医院药学杂志，2020 (4)：452-455.

[6] 栾伟，朱珠，朱冬平，葛文静，朱群妹，蒋燕勤，李劲，姜安丽. 城乡结合社区老年人健康促进生活方式与社会支持、自我效能感相关性研究 [J]. 上海交通大学学报（医学版），2020 (1)：107-111.

[7] 曹文君，郭颖，平卫伟，郑建中. HPLP-Ⅱ健康促进

生活方式量表中文版的研制及其性能测试［J］. 中华疾病控制杂志，2016（3）：286-289.

［8］陈洁瑜，邝柳燕，邓蓉，经媛，孙晓敏，于林，罗仁，赵晓山. 中学教师亚健康疲劳与健康促进生活方式［J］. 中国公共卫生，2019（11）：1492-1495.